SCORPIO

Anna Cavelius

INTERVALLFASTEN – ABER RICHTIG

Gesund abnehmen, gut essen

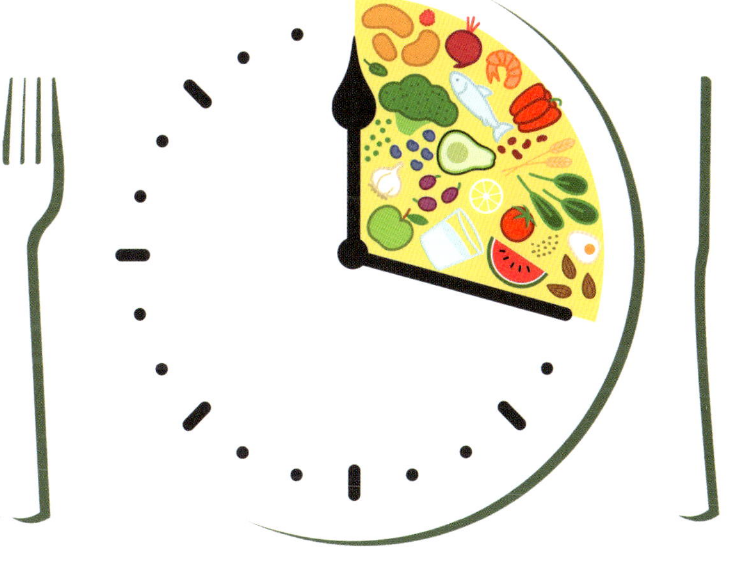

SCORPIO

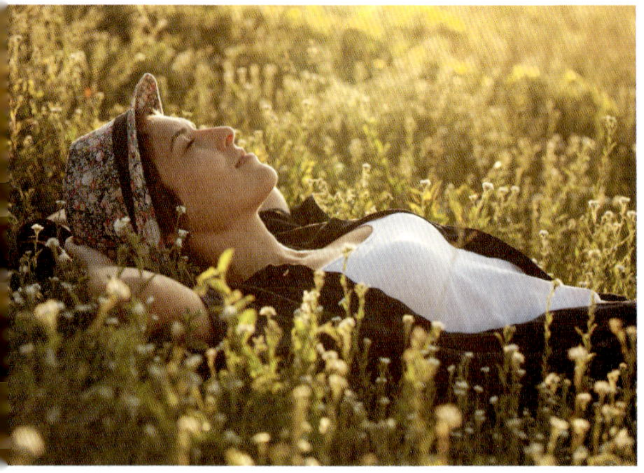

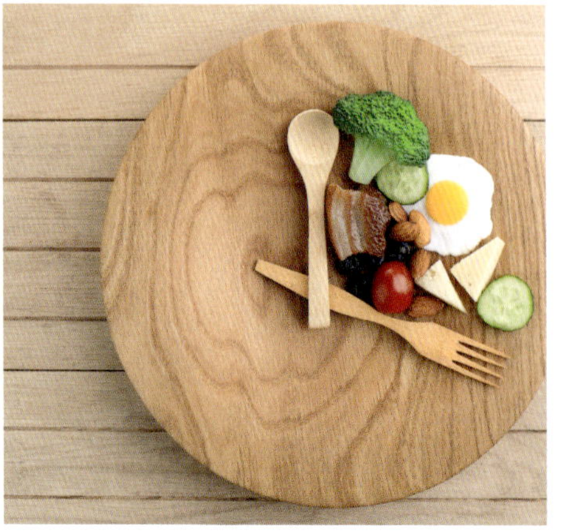

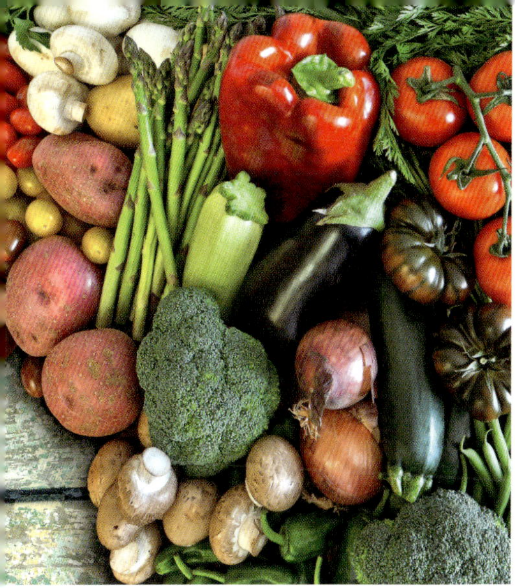

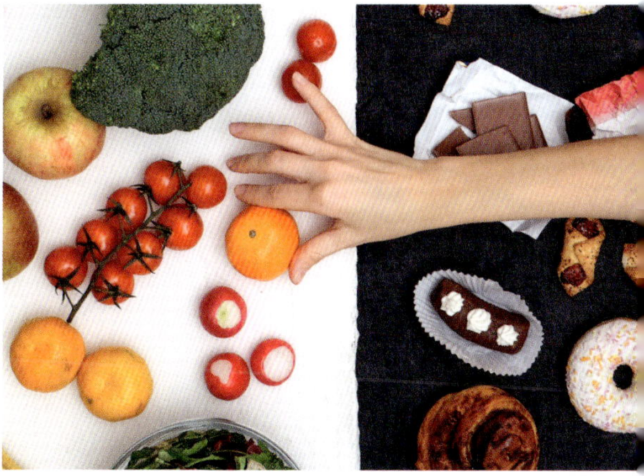

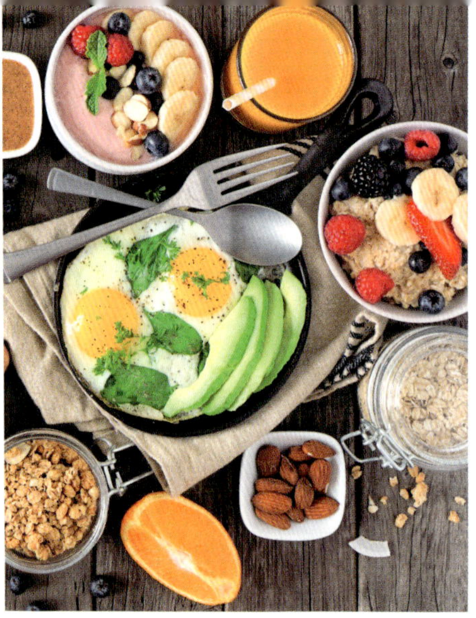

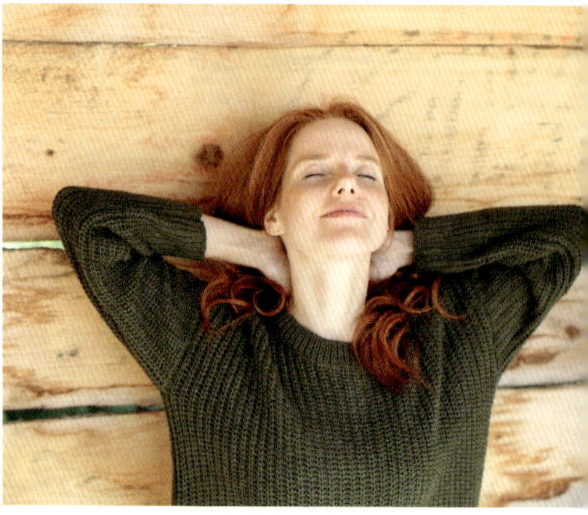

Vorwort

Vielen Patienten mit einer chronischen Erkrankung wie etwa Rheuma oder Bluthochdruck hilft es, nach vorheriger Rücksprache mit ihrem Arzt zu fasten. Doch wenn man diese Möglichkeit anbietet, haben viele die Sorge, dass sie das nicht »durchhalten«. Die Mutigen, die sich dann doch trauen, sind überrascht, wie einfach ihnen der Nahrungsverzicht über mehrere Tage gefallen ist und wie gut sie sich hinterher fühlen. Fasten ist nicht ohne Grund eines der ältesten Naturheilverfahren der Welt und Teil vieler verschiedener Kulturen. Es wirkt sich insgesamt positiv auf Gesundheit und Vitalität aus und ist daher eine hervorragende Prävention.

Seit die Wissenschaft das Intervallfasten als moderne Variante des Heilfastens entdeckt hat, kommen viel mehr Menschen in den Genuss dieser Therapie. Die Entdeckung, dass man im Laufe eines Tages und einer Nacht nicht vollständig auf Nahrung verzichten muss, sondern nur 14 bis 16 Stunden, hat zu großer Popularität geführt. Das nämlich trauen sich fast alle Menschen zu. Die internationale Forschung zeigt, dass die Ergebnisse ähnlich positiv sind wie die des Heilfastens. Das macht das Intervallfasten zu einer heilsamen Praxis, mit der man nicht viel falsch machen kann und die sich besonders leicht in den Alltag einbauen lässt. Sie ist einfach durchzuführen, erfordert kaum Verzicht und ist gut verträglich. Und auch, wenn sie nicht in erster Linie dazu dient, abzunehmen, wirkt sie sich längerfristig positiv auf das Gewicht aus – vor allem weil sie die Achtsamkeit gegenüber unserer Angewohnheit schärft, ständig irgendeine Kleinigkeit zu essen.

Was wollen Sie mehr? Entdecken Sie mit dem Blick auf die Uhr Ihre eigene, biologische Uhr wieder – gesunden Hunger und den Genuss beim Essen.

PROFESSOR DR. MED. GUSTAV DOBOS
Direktor der Klinik für Naturheilkunde und Integrative Medizin, Kliniken Essen-Mitte

Endlich stressfrei abnehmen

Die meisten von uns sind es gewohnt, zu essen, wann und wo es ihnen Spaß macht – ein Sandwich oder eine Latte macchiato am Vormittag, ein Teller Pasta mittags, danach ein Stückchen Kuchen, vielleicht noch ein, zwei Rippchen Schokolade gegen das Nachmittagstief, eine Brezel auf dem Heimweg, weil man beim Einkaufen fürs Abendessen Hunger bekommen hat. Was wir so alles nebenher zusätzlich zu den Hauptmahlzeiten zu uns nehmen, ist uns oft gar nicht richtig bewusst. Und wenn wir außerdem gestresst sind, essen wir noch mehr – kein Problem in einer Gesellschaft, in der man 24/7 durchfuttern kann, wenn man will.

Zunehmen geht ja so einfach

Dass solche Essgewohnheiten in der Kombi mit Stress und zu wenig Bewegung (weil dafür oft keine Zeit mehr bleibt oder es auf der Couch einfach bequemer ist) und – aufgepasst! – immer wiederkehrenden Diätkuren dicker machen, als einem lieb ist, ist bekannt. Außerdem leidet das Selbstbewusstsein, weil wir sehr wohl merken, dass das, was wir tun, nicht gut für uns ist. Auf lange Sicht machen einen die Pfunde zu viel dann möglicherweise sogar krank. Übergewicht gilt heute als eigenständiges Krankheitsbild, das viele andere Beschwerden im Gepäck hat, darunter Atherosklerose, Herzinfarkt, Schlaganfall oder Typ-2-Diabetes, der seinerseits viele Folgeerkrankungen nach sich zieht.

Diäten machen dick

Doch genauso, wie erwiesen ist, dass Übergewicht ein echtes Gesundheitsrisiko darstellt, konnte gezeigt werden, dass Diäten zum Abnehmen wenig hilfreich sind. Außer natürlich, man verfügt über eine eiserne Disziplin und den Willen, sich in Abnehmmethoden einzuarbeiten, die schwieriger sind als FdH (»Friss die Hälfte«), oder man hat tatsächlich bestenfalls ein paar kosmetische Überschusspfunde. Nach den meisten Hungerkuren, denn das sind die allermeisten Reduktionsdiäten, bei denen Kalorien eingespart werden, lässt schnell der Jo-Jo-Effekt grüßen und spätestens dann hat es sich auch mit der Motivation abzunehmen. Nach zwei Wochen Kaloriensparen und der Rückkehr zu den alten Essgewohnheiten sind im Handumdrehen drei Kilogramm mehr auf den Hüften und die kriegt man noch schlechter los als beim ersten Mal. Oft sind Diäten der sichere Einstieg in eine Übergewichtskarriere.

Pause machen kann jeder

Wie soll denn aber sicheres Abnehmen möglich sein, wenn so viele Stolpersteine drohen? Wenn man ständigen Versuchungen ausgesetzt ist und den Stress nicht abschalten kann? Wenn man keine Lust hat, sein ganzes Leben auf den Kopf zu stellen? Ganz einfach. Das Zauberwort heißt: Essenspausen. Und die kann jeder Mensch umsetzen, wann und wo er will. Das Einzige, was Sie dafür brauchen, ist ein Minimum an Disziplin – zumindest am Anfang. Denn auch an die Pausen muss man sich gewöhnen. Aber:

Sie können beim Kurzzeitfasten aus verschiedenen Zeitabschnitten diejenigen aussuchen, die am besten zu Ihnen passen. Die Fastenphasen reichen dabei von fünf Stunden Essenspause zwischen jeweils drei Hauptmahlzeiten über das Weglassen nur einer Mahlzeit täglich bis hin zu Fastentagen, die sich mit »normalen« Esstagen abwechseln. Wichtig ist nur, dass Sie nicht hungern und das Richtige essen, denn dann arbeitet Ihr Stoffwechsel in seinem natürlichen Rhythmus und Ihr Körper kann gespeichertes Fett verbrennen. Das Tolle daran: Auf lange Sicht bekommen Sie so nicht nur den Speck weg, weil sich Ihr Stoffwechsel langsam, aber sicher daran gewöhnt, von seinen Reserven zu leben und später – wenn Sie weiter gesund essen und sich tagsüber immer wieder Bewegung verschaffen – die Energie zu verbrauchen, die er mit den Hauptmahlzeiten bekommt und nichts mehr extra zu speichern. Sie fühlen sich außerdem vom ersten Tag an besser und leichter (vom Sparfaktor für die Haushaltskasse mal abgesehen).

In Zukunft besser essen

Der größte Vorteil liegt jedoch darin, dass Sie eine neue Einstellung zum Essen und zur Qualität Ihrer Nahrungsmittel gewinnen können. Denn ohne das richtige Essen zwischen den Pausen macht Abnehmen keinen Sinn, schließlich braucht Ihr Körper ja verschiedene Nährstoffe, um gut zu funktionieren und damit das Leben auch Spaß macht. Deshalb habe ich Ihnen ein Paket geschnürt, das aus zeitgemäßem Ernährungs-Know-how und 47 leckeren Genussrezepten für Ihre Essenszeiten besteht.

Doch zuerst geht es darum, sich auf das Intervallfasten als neuen, positiven Lebensstil einzustimmen. Denn wenn Sie wissen, warum diese Methode wie eine Wellnesskur für Ihren Stoffwechsel wirkt, gelingt es Ihnen auch, sich zu motivieren, um daraus eine lebenslange gute Gewohnheit zu machen. So klappt es dann auch sicher mit dem Abnehmen und Gewichthalten.

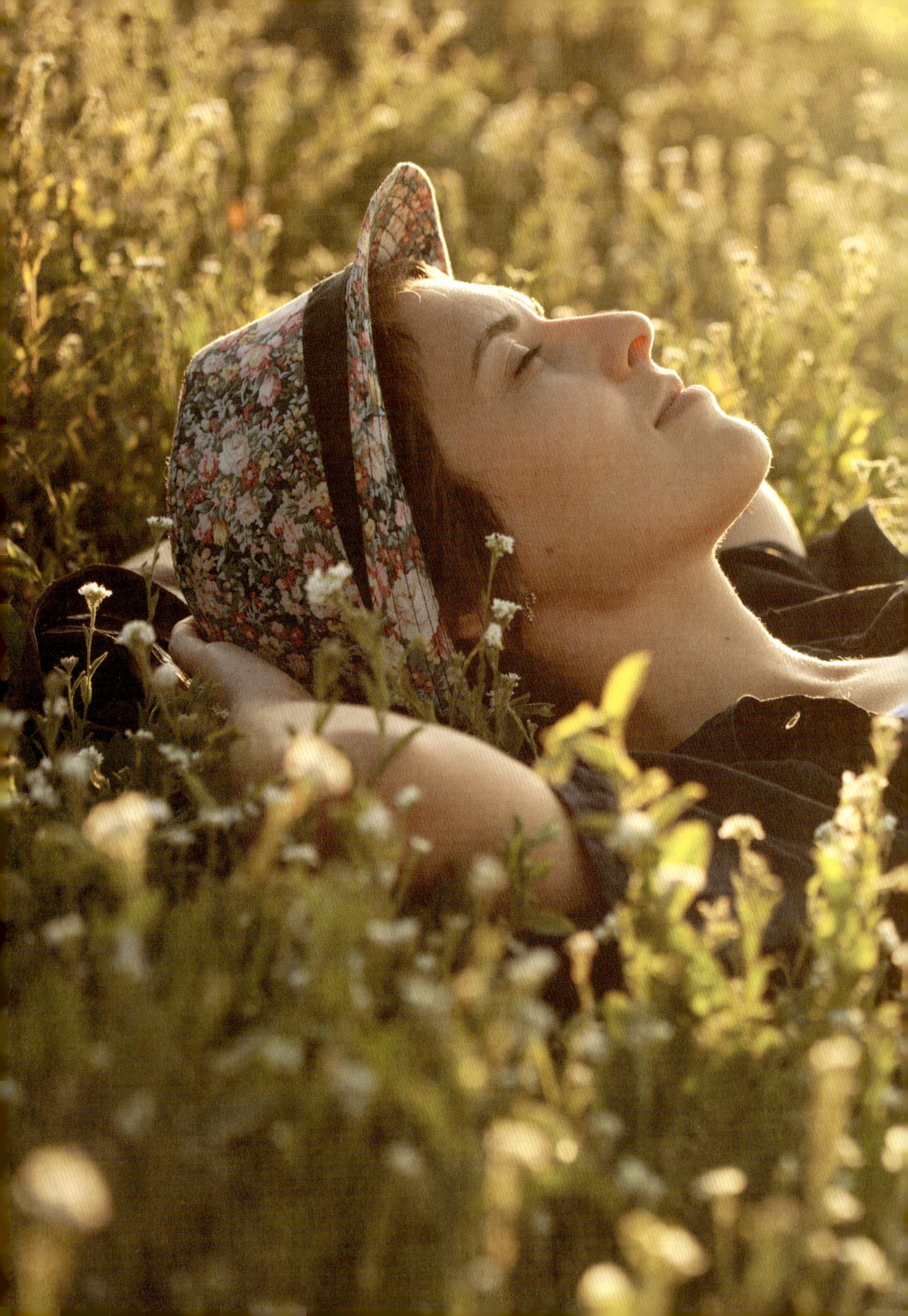

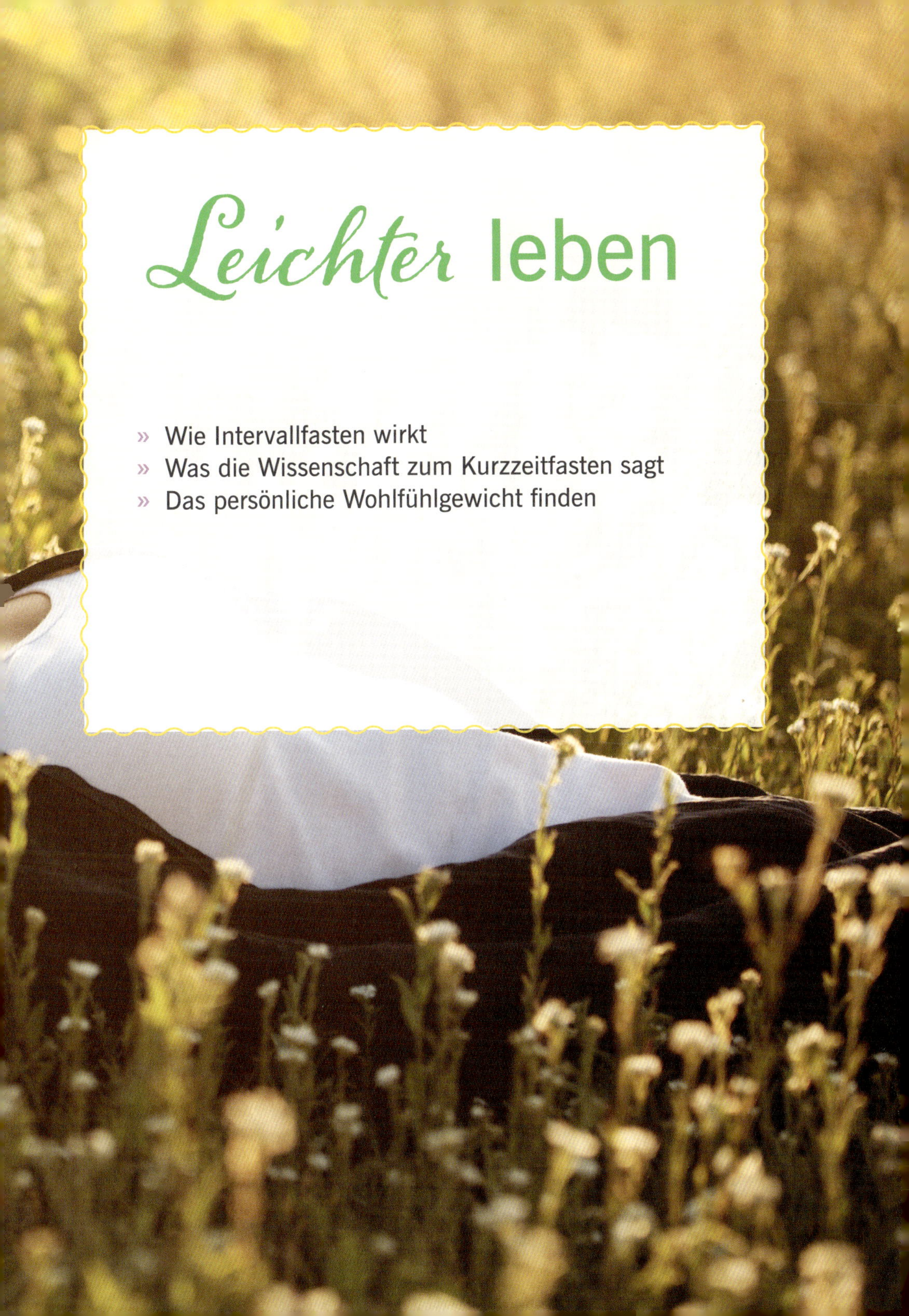

Leichter leben

- Wie Intervallfasten wirkt
- Was die Wissenschaft zum Kurzzeitfasten sagt
- Das persönliche Wohlfühlgewicht finden

Wenn Sie nur ein oder zwei Pfund abnehmen möchten, um in Ihrem Bikini oder Ihrer Badehose noch besser auszusehen, können Sie dieses Kapitel gerne überblättern und gleich mit dem Intervallfasten loslegen. Bei Ihnen scheint ja im Großen und Ganzen gewichtsmäßig alles okay zu sein. Sollten Sie aber Größeres vorhaben – und/oder frustriert sein von früheren Abnehmversuchen, weil sich entweder gewichtsmäßig gar nichts mehr tut oder wenn, dann in die falsche Richtung –, dann ist es nicht verkehrt, wenn Sie sich auf den nächsten Seiten umsehen. Das kann Ihnen helfen, sich so zu motivieren und innerlich einzustellen, dass Sie Ihr Abnehmziel diesmal sicher erreichen.

Das Ziel: mein Wohlfühlgewicht

Wenn das Körpergewicht entgleist, liegen die Gründe dafür meist in einer längeren Diätkarriere oder am Fehlen von Ernährungs-Know-how und gesunden Essstrukturen. Damit meine ich regelmäßige Aktivitäten (also viel zu Fuß gehen, Treppen steigen, Rad fahren, den Haushalt wuppen, im Garten arbeiten) und/oder Sport, ein Gleichgewicht von Stress und Entspannung, gesunde Schlafgewohnheiten, Essen und Trinken, das gut für den Körper ist und nicht dick macht. Alles eben, was einen gesunden Alltag und Lebensstil mit ausmacht. Die meisten seriösen, wissenschaftsbasierten Diäten und Abnehmkuren widmen sich neben Ernährungsempfehlungen genau diesen Strukturen und versuchen einen (wieder) auf den richtigen Weg zu bringen, indem sie Regeln aufstellen und die Mahlzeiten nach bestimmten Mustern zusammenstellen. Das kann sehr hilfreich sein, ist aber nicht immer so einfach in den Alltag einzubauen, wenn man sich jahrelang ganz anders verhalten hat oder wenn der Stoffwechsel aufgrund der ständigen Diäten auf Sparflamme läuft und man gefühlt schon zunimmt, wenn man irgendein Essen nur anschaut.

Alles auf Anfang!

Mit Intervallfasten können Sie den Reset-Knopf drücken. Ihr Körper kann sich in aller Ruhe wieder neu ausrichten, so wie es für ihn am gesündesten ist. Denn im Prinzip wird durch das Intervallfasten ein genetisches Programm in Gang gesetzt, das heutzutage durch den ständigen Überfluss an Energie aus Essen und Getränken nur noch selten abgerufen wird. Erst die kleinen und größeren Essenspausen führen dazu, dass der Stoffwechsel wieder dahin kommt, wo er früher mal war.

Wenn Sie jetzt schon hoch motiviert sind, können Sie gleich weiterblättern bis zu der Stelle im Buch, wo es darum geht, die passende Intervallfastenmethode auszusuchen. Das Pausemachen zwischen den Mahlzeiten ist das Einfachste von der Welt. Sie gewöhnen sich einfach feste Essens- und Pausenzeiten an. So unterstützt Sie Intervallfasten beim nachhaltigen Abnehmen, ganz ohne strenge Regeln in Bezug darauf, was Sie essen dürfen.

Sie können Essenspausen beispielsweise nutzen, um langfristig abzunehmen, aber auch, um nach einer längeren Fastenperiode – wie etwa einer einwöchigen Heilfastenkur – Ihr Gewicht zu halten. Das Heilfasten gilt übrigens laut Fastenpapst Ruediger Dahlke als die Königsdisziplin zum Einstieg ins Kurzzeitfasten, da der Stoffwechsel durch die lange Pause lernt, von seinen Reserven zu leben und dann bei den kurzen Pausen wieder leichter auf dieses Erfahrungsmuster zurückgreift. Trotzdem: Wem eine Woche Fasten zu anstrengend ist, der tastet sich mit Pausen, die am besten zu seinem Alltag passen, an sein Wohlfühlgewicht heran. Wer erst einmal wieder sein normales Hunger- und Sättigungsgefühl spüren will, ist mit Kurzzeitpausen von fünf Stunden gut beraten. Wer Gewicht langsam, aber sicher loswerden möchte, setzt auf Fasten im Schlaf, wochenweises Fasten oder mehrere Fastentage im Wechsel, je nachdem, mit welcher Methode Sie sich am besten anfreunden können (siehe ab Seite 45).

Das sagt die Wissenschaft

Nicht umsonst schwören viele namhafte Ärzte auf Intervallfasten, denn es kann zum Beispiel dabei helfen, zahlreiche ernährungsbedingte Krankheiten wieder in den Griff zu bekommen. Und das ist inzwischen wissenschaftlich belegt.

Intervallfasten wirkt genauso effektiv wie eine Reduktionsdiät, wie die am Deutschen Krebsforschungszentrum und dem Universitätsklinikum in Heidelberg entwickelte HELENA-Studie zeigte. So gab es keinen Unterschied zwischen der Teilnehmergruppe, die ein Jahr lang intermittierend fastete (hier: 5:2, siehe dazu auch Seite 55), und der, die eine herkömmliche Reduktionsdiät mit um 20 Prozent gesenkter Tagesmenge an Kalorien durchführte. Das zeigte sich sowohl am Abnehmerfolg – vor allem, was das ungesunde Bauchfett und Fetteinlagerungen in der Leber anbelangt – als auch an den ermittelten Blutwerten. Zwei andere Studien aus Australien und Norwegen mit demselben Studiendesign kamen zu gleichen Ergebnissen.

Der für Prof. Dr. med. Andreas Michalsen, Chefarzt der Abteilung Naturheilkunde an der Charité, entscheidende Aspekt ist, dass bei gleichen Effekten das Intervallfasten offenbar im Alltag leichter und länger durchgehalten wird als eine Reduktionsdiät. So habe es sich in Studien mittlerweile durchgesetzt, periodisches Heilfasten und Intervallfasten zu kombinieren. Auch Tilman Kühn, leitender Forscher der HELENA-Studie betont, dass es einigen Menschen offenbar leichter falle, an zwei Tagen sehr diszipliniert zu sein, als sich jeden Tag einzuschränken und Kalorien zu zählen.

Erhebliche Gesundheits-Benefits

Ein Team um Frank Madeo vom Institut für Molekulare Biowissenschaften an der Universität Graz unternahm zwei Studien: In der ersten Untersuchung bestand das Intervallfasten für 60 gesunde, nicht stark übergewichtige Erwachsene (BMI 22–30) aus dem völligen Nahrungsverzicht über 36 Stunden (1 Tag und 2 Nächte), das sich mit einer zwölfstündigen Phase abwechselte, in der die Teilnehmer essen konnten, was sie wollten. Obwohl sie beim Essen keine Regeln befolgen mussten, nahmen sie insgesamt 37,4 Prozent weniger Kalorien zu sich. Das führte nach vier Wochen zu einer Gewichtsreduktion von durchschnittlich 3,5 Kilogramm.

Das Intervallfasten hatte den Laboruntersuchungen zufolge nur positive Auswirkungen auf die Gesundheit: Die Gewichtsreduktion wurde bevorzugt durch eine Verringerung des »toxischen« Fettgewebes im Bauch erzielt, der Blutdruck ging zurück und am Ende des vierwöchigen Intervallfastens hatte sich sogar der Framingham-Score zum Zehnjahresrisiko von Herz-Kreislauf-Erkrankungen gebessert.

Weitere Zeichen (u.a. der auch in den Essensphasen messbare Anstieg der Ketonkörper und eine Reduktion des Schilddrüsenhormons Triiodthyronin, T3) gelten für Madeo als Hinweis, dass das Intervallfasten sich außerdem günstig auf Alterungsvorgänge im Körper auswirken könnte.

Abnehmen, wie es zu mir passt

Je mehr Sie über Intervallfasten wissen, desto einfacher wird es Ihnen fallen, es zu Ihrer lebenslangen Gewohnheit zu machen. Noch wichtiger jedoch ist, dass Sie das Abnehmen mit Intervallfasten zu Ihrem ganz persönlichen Projekt machen, bei dem Sie Chef/-in sind.

Denn vielleicht geht es Ihnen so wie vielen anderen, die unglücklich mit ihrem Gewicht sind: Sie schleppen meistens nicht nur ein paar Pfunde zu viel mit sich herum, sondern haben auch ständig ein schlechtes Gewissen. Und das, was wir täglich auf Instagram, in Magazinen oder sozialen Netzwerken zu sehen bekommen, macht es oft noch schlimmer: Ständig werden wir mit Influencern, Models und Filmstars konfrontiert, die oft schon unverschämt dünn sind (oder auch nur fake-dünn). Hinter ihrer schönen Fassade steckt jede Menge Arbeit und Disziplin. Sie alle hungern und halten Diät, treiben viel Sport und haben manchmal auch einen persönlichen Fitness-coach, um ihre Size-zero-Maße zu halten. Aussehen ist ihre Existenzgrundlage und ein Bäuchlein könnte Aufträge oder Werbekunden kosten. Diese künstlichen Schönheitsideale haben dazu beigetragen, dass wir oft eine völlig falsche Sicht auf unseren Körper haben. Dabei ist das *eigene* Körpergefühl entscheidend. Was für einen selbst ideal ist, was am besten zu einem passt, ist bei jedem Menschen anders und was sich schlussendlich gut anfühlt, sollte jede/-er von uns schon selbst bestimmen.

Wenn Sie sich unwohl fühlen und erkannt haben, dass das nicht an zu breiten Hüften oder einem üppigen Po liegt (Ihre individuelle Körperfettverteilung würde sich auch bei einer Nulldiät nicht gravierend verändern), sondern daran, dass Sie wirklich zu viel Gewicht mit sich herumschleppen, dann haben Sie den ersten Schritt hin zu Ihrem Idealgewicht gemacht. Sie sind die Bestimmerin über *Ihr* Wohlfühlgewicht oder auch eine Kleidergröße, in die Sie wieder hineinpassen wollen. Fangen Sie aber klein an und halten Sie Ihr Ziel in Reichweite. Stimmen Sie sich innerlich und ohne Zeitdruck darauf ein. Mit den Essens-pausen stellen Sie eine erste Weiche.

Welches Gewicht passt zu mir?

Auch beim Intervallfasten sollte das Ziel sein, ein Gewicht anzustreben, mit dem Sie sich langfristig gut fühlen. Nur, was ist das eigentlich, das sogenannte Wohlfühlgewicht? Wie kann man es erkennen? Tatsächlich ist das Wohlfühlgewicht bei jedem Menschen anders, je nach Körperbau (der ererbt ist), je nach Alter (Hormonumstellungen fördern eine Gewichts-zunahme am Bauch), Stress (dauerhaft erhöhte Stresshormonspiegel machen ebenfalls einen dicken Bauch) und persönlichen Vorlieben – die eine mag es schmaler, die andere an den richtigen Stellen runder. Es gibt also keine festgelegte allgemeingültige Norm oder ein standardisiertes Maß dafür. Weder extremes Schlanksein noch Übergewicht tun uns gut.

Ein Wohlfühlgewicht anpeilen

Das Wohlfühlgewicht hat also mit dem exakten Körpergewicht gar nicht so viel zu tun. Sich täglich auf die Waage zu stellen bringt in dem Zusammenhang also nichts. Streichen Sie die Anzeige auf der Waage aus Ihrem Kopf (oder geben Sie die Waage am besten weg) und hören Sie lieber in sich selbst hinein und auf Ihr Bauchgefühl. Versuchen Sie zu verstehen, was Ihr Körper Ihnen an Signalen sendet – darauf kommt es an. Wie fühlt es sich an, wenn Sie eine Treppe hinaufsteigen oder der Trambahn hinterherrennen? Können Sie sich problemlos bücken, um Ihre Schuhe zuzubinden? Kommen Sie leicht aus der Puste, weil Sie zu viel Gewicht mit sich herumschleppen? Schmerzen bestimmte Gelenke bei Bewegungen? Tragen Sie die Klamotten, die Sie gerne mögen und in denen Sie sich attraktiv fühlen? Schlafen Sie gut oder machen Ihnen Atemprobleme im Schlaf zu schaffen, sodass Sie morgens immer wie gerädert aufwachen? Fühlen Sie sich rundum wohl in Ihrer Haut? Mögen Sie sich und finden sich attraktiv und sexy? Wenn Sie sich mit diesen Fragen beschäftigen und Antworten darauf suchen, wie es für Sie besser wäre, bekommen Sie ein Gefühl für Ihr persönliches Wohlfühlgewicht und orientieren sich weniger an anderen Menschen, die mit Ihrem Leben und Ihrem Alltag überhaupt nichts zu tun haben.

Sollten Sie sich schwertun, Ihr Wohlfühlgewicht zu erspüren, können Sie sich an Ihren Bauchumfang halten. Der Taillenumfang sollte bei Frauen unter 80 Zentimetern liegen, bei Männern unter 94. Zeigt das Maßband mehr an, steigt das Erkrankungsrisiko. Das innere Bauchfett lagert sich um die Organe an, hier entstehen jede Menge Botenstoffe, die Entzündungen im Körper in Gang setzen und den Blutdruck ansteigen lassen. Damit steigt das Risiko für Herz-Kreislauf-Erkrankungen, Diabetes und bestimmte Krebserkrankungen wie Darm-, Bauchspeicheldrüsen- und Brustkrebs.
Bei über 88 Zentimetern Bauchumfang bei der Frau und 102 Zentimetern beim Mann ist das Risiko für Herz-Kreislauf-Erkrankungen stark erhöht. Gemessen wird vor der ersten Mahlzeit des Tages, ausatmen nicht vergessen!
Die gute Nachricht zum Schluss: Im Gegensatz zu Speicherfett an Beinen und Po lässt sich das am Bauch gut mobilisieren, sprich: wegbekommen. Nehmen Sie sich also einen Zentimeter nach dem anderen vor, bis Sie bei einem gesunden Maß angelangt sind.
Einmal pro Woche messen reicht, alles andere wird stressig. Manche Menschen finden es motivierend, wenn sie sich eine Kurve zeichnen, mit der sie festhalten, wie ihr Bauchumfang schwindet.

Abnehmen = Pausen machen + dazwischen das Richtige essen

Mit den Rezepten in diesem Buch können Sie »lernen«, welches Essen Ihnen guttut und welches weniger. Dazu gehört zum Beispiel, dass Ihre Mahlzeiten gut sättigen, ohne dass Sie mehr Energie aufnehmen, als Sie verbrauchen. So halten Sie auch Ihre Essenspausen immer gut durch, ohne zwischendurch in die Tischplatte zu beißen.

Ihr Ziel – etwas von Ihrem Gewicht loszuwerden – lässt sich nicht über strenge Vorschriften und Diäten erreichen. Letztere bringen langfristig nichts, außer Sie stellen Ihre Ernährung dauerhaft um auf eine mediterrane, also eine energiedichte Ernährungsweise, die kohlenhydratarm und dabei reich an gesunden Fetten und ausreichend Eiweiß, vielen Pflanzenfasern (Ballaststoffen) und genügend Wasser ist. Studien haben gezeigt, dass diese Ernährungsform (genauso übrigens wie bestimmte medizinisch empfohlene Diäten für Herz- und Bluthochdruckpatienten) der einzig sinnvolle Weg zum Wunschgewicht ist, wenn man es ausschließlich über die Ernährung lösen will.

Ihr neues Hobby: gesund essen

Zu schaffen ist das alles nur, wenn Sie sich mit gesunder Ernährung auseinandersetzen und sich entsprechendes Wissen aneignen, wenn Sie auch in Ihrer Küche Chef/-in über Ihre Mahlzeiten sind und selbst kochen. Das hört sich ganz schön anspruchsvoll an und ist es auch. Aber, um gesund zu essen, muss man nicht Ernährungswissenschaften studieren. Eine gesunde Neugier auf Lebensmittel und die Zubereitung von Essen reicht für den Anfang völlig aus. Ab Seite 65 finden Sie deshalb einigermaßen kurz und bündig alles Wissenswerte zusammengefasst. Hier können Sie nachlesen, was es braucht, um gut und genussvoll zu essen und so in Kombination mit Essenspausen Ihr Wunschgewicht zu erreichen. Außerdem finden Sie leckere Rezepte für Frühstück und kalte und warme Hauptgerichte, die einfach zuzubereiten sind und sich zum Großteil auch sehr gut zum Mitnehmen eignen. Und wenn Sie Lust haben, mal etwas anderes zu essen, oder Sie sind eingeladen, dann genießen Sie auch das mit gutem Gewissen. Dann geht es mit dem Abnehmen mal ein wenig langsamer, aber das Leben macht weiterhin Spaß.

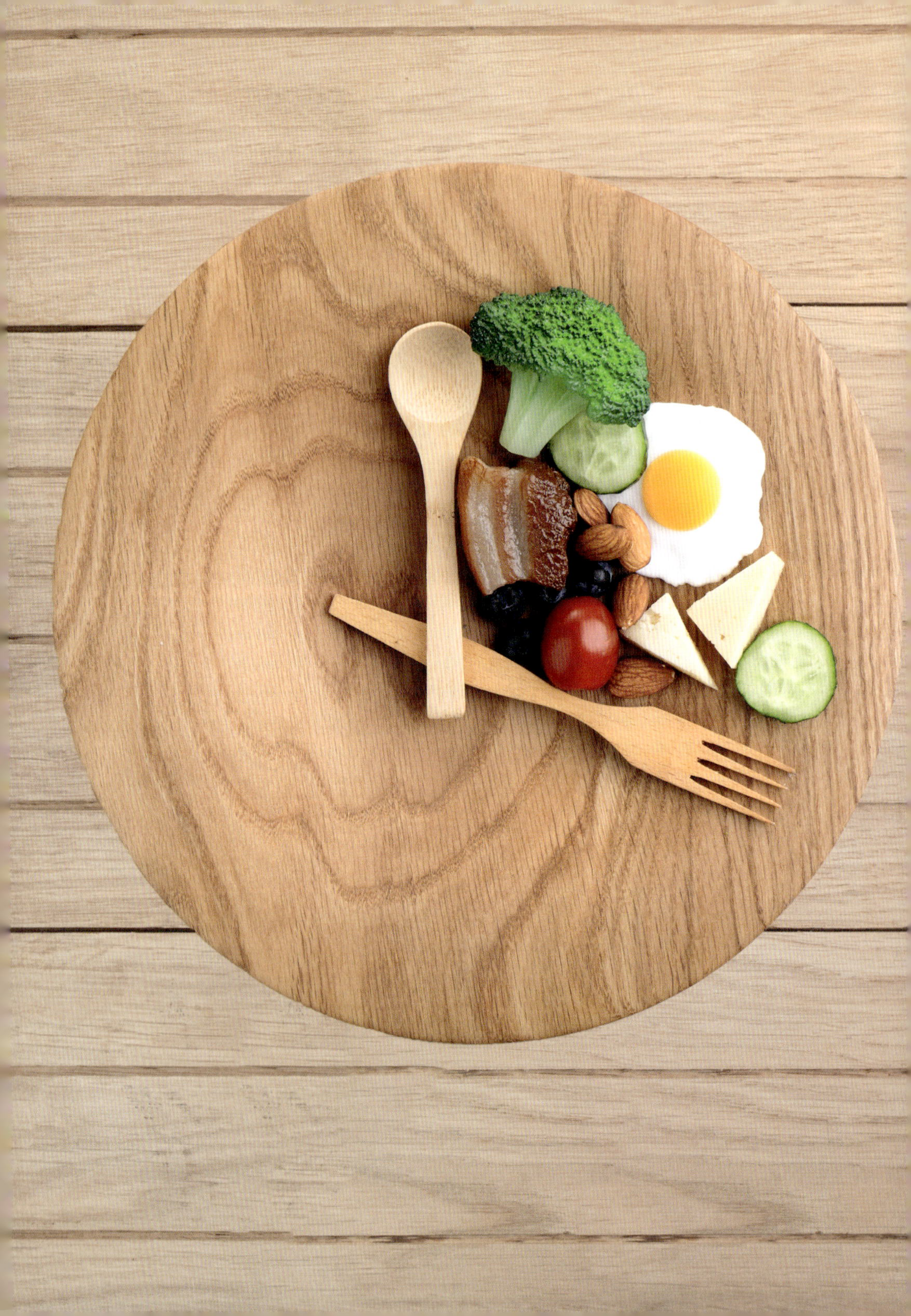

Fastenzeiten

- Fasten als Teil unseres biologischen Programms
- Die heilsamen Wirkungen von Essenspausen auf Körper und Seele
- Intervallfasten als neue Gewohnheit etablieren

Beim Thema Fasten gibt es viele Missverständnisse: Fasten ist nicht hungern. Es ist auch viel mehr als ein paar Pfunde loswerden. Fasten ist vielmehr der bewusste, vorübergehende, freiwillige Verzicht auf feste Nahrung und energiereiche Genussmittel über einen bestimmten, selbst gewählten Zeitraum hinweg, sodass sich der Körper, aber auch Seele und Geist erholen können.

Was ist Fasten eigentlich?

Fasten ist ein Teil unseres biologischen Programms. In unserer DNA, der Erbinformation, ist in jeder unserer Körperzellen der Rhythmus aus Fasten- und Essenszeiten angelegt, der unseren Vorfahren das Überleben ermöglichte. Nämlich: sich satt essen, wenn Überfluss herrscht, die Beeren reif sind und genug Wild erlegt ist, und in den Fettzellen speichern, was gerade nicht benötigt wird. Und in den Hungerphasen, wenn es kalt ist oder man nichts zu essen findet, von dem zehren, was der Körper clever deponiert hat. Von diesem intelligenten Fettspar-Mechanismus profitieren wir (mehr oder minder) bis heute. Da wir Menschen in den reichen Ländern dieser Welt jedoch im Gegensatz zu unseren Vorfahren einen völlig anderen Lebensstil pflegen und ständig viel mehr Energie aus der Nahrung zur Verfügung haben, als wir verbrauchen, sorgt dieser Mechanismus schnell für ein paar Pfunde zu viel.

Jahrtausendealte Tradition

Dabei hat sich der Mensch seit der Antike einigermaßen gesund ernährt – was häufig dem Umstand geschuldet war, dass Essen für viele Menschen einfach knapp war. Aber grundsätzlich aß man jahrhundertelang eher ballaststoffreich (viel Getreide und Pflanzenkost), nahm wenig tierische Fette zu sich (außer man war adelig oder sehr wohlhabend), kaum Zucker und wenige Genussmittel (zum Beispiel alkoholische Getränke). Revolutioniert wurden unsere Essgewohnheiten erst durch die Erfindung von Convenience-Produkten im Zuge der Industrialisierung. Dadurch sollte die Ernährung der Arbeiterfamilien kostengünstig verbessert werden. Fleischextrakt, Brühwürfel und Erbswurst fanden aber auch die bürgerlichen Schichten schick und griffen zu. Heute stellen allein in Deutschland 64 Betriebe Fertiglebensmittel her und erwirtschaften damit knapp 4 Milliarden Euro pro Jahr (Quelle: Statista 2019). Mit der Einführung des Kühlschranks in den 1950er-Jahren begann schließlich das Zeitalter der Spontaneinkäufe und leider auch der Lebensmittelverschwendung. Auf dem Speisezettel seither: wenig Ballaststoffe, wenig pflanzliche Lebensmittel, dafür reichlich tierische Fette, Zucker und Alkohol. Dabei könnte sich fast jeder Mensch in den Industrieländern mit den Lebensmitteln, die zur Verfügung stehen, auch für kleines Geld gesund ernähren.

Während sich Lebensmittelhersteller freuen, ist der Leidtragende unser »veralteter« Stoffwechsel, der mit der »Zivilisationskost« überfordert ist. Daher noch einmal die gute Nachricht: Er lässt sich umtrainieren, und zwar durch

- » gezielte Essenspausen, um den Stoffwechsel wieder auf sein ursprüngliches genetisches Programm zurückzusetzen, sodass er aus seinen Reserven leben kann, und zugleich
- » eine bedürfnisgerechte Ernährungsweise, die möglichst zuckerarm, dabei ballaststoff- und vitalstoffreich ist und uns ausreichend mit den Zellbaustoffen Eiweiß und gesunden Fetten versorgt.

Wie das Abnehmen beim Fasten funktioniert

Fasten wirkt nicht nur auf den Körper, indem es den Stoffwechsel regulieren hilft, dabei jede Zelle mit erfasst und so auch dazu beitragen kann, Speicherfett loszuwerden, das wir in Zeiten des Nahrungsüberflusses einfach nicht brauchen. Weil der Körper immer sicherstellen muss, dass die Organe und vor allem das Gehirn weiter mit Energie versorgt werden, auch wenn es gerade nichts zu essen gibt, stellt er in längeren Essenspausen vom Zuckerstoffwechsel auf den Fettstoffwechsel um. Das heißt: Wenn die Kohlenhydrate aus Zucker und Stärke (zum Beispiel aus Brot, Kartoffeln oder Nudeln) verbraucht sind, geht es an die Fettreserven. Erst bei sehr langem Hungern – auch bei den sogenannten Crash-Diäten, bei denen die Kalorienzufuhr extrem runtergefahren wird – werden die Eiweißreserven in den Muskeln angegriffen. Das macht Sinn, denn die Abbauprodukte (Ketone) landen dann in der Leber, die diese zur Zuckerproduktion nutzt, um das Gehirn mit Glukose zu versorgen. Das ist der einzige Stoff, mit dem unsere Steuerzentrale im Kopf etwas anfangen kann. Der Nachteil, wenn es an die Eiweißstrukturen geht: Wir berauben uns eines wichtigen Fettverbrenners, denn unsere Muskeln ermöglichen nicht nur Bewegung, sie verbrauchen auch Energie – immer vorausgesetzt, sie werden auch bewegt.

Autophagiemotor Fasten

Was beim Fasten in den einzelnen Körperzellen passiert, ist immer vom Zelltyp abhängig. Es gibt aber einen bestimmten Prozess, der immer im ganzen Körper aktiviert wird: In den Zellen wird aufgeräumt. Durch die sogenannte Autophagie, eine Art zellinterne Müllabfuhr, werden defekte oder schadhafte Bauteile der Zelle abgebaut, es findet eine Art Entgiftung gekoppelt mit Reparaturprozessen statt. Diese Form der Reinigung auf zellulärer Ebene ist ein wichtiger, uns gesund erhaltender Prozess im Körper. Würde er nicht stattfinden oder sehr verlangsamt ablaufen, verbliebe jede Menge Zellabfall im Körper, würden wir schneller altern und krank werden. Und Essenspausen ziehen laut der preisgekrönten Forschungsarbeit des japanischen Molekularbiologen Ōsumi den größtmöglichen bekannten Autophagieeffekt nach sich.

Wellnesskur für den Körper

Letztlich sind Essenspausen aber immer auch ein ganzheitlich wirksamer Prozess. Deshalb hat Fasten so viele positive, wissenschaftlich nachgewiesene »Nebenwirkungen«: Es ist nicht nur eine Verjüngungskur für den Körper mit der schönen Folge, dass sich das Bindegewebe und die Haut straffen und Unreinheiten verschwinden. Auch das Immunsystem im Darm kann sich erholen und das Hormonsystem zu einem neuen Gleichgewicht finden. Wenn der Körper umschaltet von der Verbrennung von Zucker (Glukose) auf die von Speicherfett, dann kann dies helfen, zahlreiche Krankheiten zumindest zu lindern und einige sogar zu heilen (siehe auch ab Seite 32).

Entspannung für die Seele

Nicht zuletzt beeinflusst das Fasten auch die Seele. Wenn wir fasten, schenken wir dem Körper Zeit, sich von Altlasten zu befreien, die Kopf und Herz vielleicht über die Maßen beschwert haben. Wir erhalten die Chance, uns zu besinnen und auf das zu konzentrieren, was wir wirklich brauchen und was nicht. In Fastenkliniken, in denen man sich beim Heilfasten begleiten lassen kann, wird empfohlen, dass man sich in dieser Zeit des fast kompletten Nahrungsverzichts der Musik, Büchern, der freien Natur und der Reflexion und Meditation widmen und Medienkonsum sowie Stress meiden soll. Ein Experiment, das man auch beim Intervallfasten wagen kann, da man so viel mehr Zeit gewinnt, die man ohne Essen verbringt.

Der schöne Nebeneffekt dabei: Wenn wir es dann sogar mal schaffen sollten, 36 Stunden oder gar ein paar Tage oder noch länger mit weniger Nahrung durchs Leben zu kommen, ist das auch noch ein Riesen-Erfolgserlebnis. Es stärkt das Selbstwertgefühl ungemein, wenn man spürt, dass man nicht mehr abhängig ist von Nahrung. Daraus lässt sich in dem einen oder anderen Fall vielleicht sogar die Kraft schöpfen, Entscheidungen für sich zu treffen, vor denen man sich möglicherweise lange gescheut hat. Man gewinnt durch Fasten gewissermaßen »Superkräfte«.

Fasten in bestimmten Zeitintervallen ist DIE Methode, um Körper, Geist und Seele zu entlasten, indem vorübergehend auf Nahrung verzichtet wird.

Eine kurze Geschichte des Fastens

Bereits im mythologischen Griechenland, so lautet die Sage, fastete die Fruchtbarkeitsgöttin Demeter jedes Jahr neun Tage lang. Der griechische Arzt Hippokrates von Kos (um 460 – um 370 v. Chr.), bekannt als »Vater der europäischen wissenschaftlichen Heilkunde« und damit aller Ärzte, war ebenfalls vom Fasten als wirkungsvollem Therapeutikum für eine Vielfalt von Beschwerden überzeugt: »Wenn die Krankheit auf ihrer Höhe ist, dann muss die knappste Nahrungszufuhr erfolgen.«[1] Auch im frühen Mittelalter gab es Fastenanhänger. Zu den berühmtesten zählt Hildegard von Bingen (1098–1179).
Im 19. Jahrhundert wurde das Fasten wiederbelebt. Der Schweizer Arzt Maximilian Bircher-Benner (von ihm stammt das Bircher-Müsli), der Fuhrmann Johann Schroth (er entwickelte die Schroth-Kur) sowie Pfarrer Sebastian Kneipp (er erfand die Kneipp-Medizin) setzten auf Fasten als Heilmittel. Ihr Werk wurde im 20. Jahrhundert fortgeführt von bekannten Fastenärzten wie Dr. Otto Buchinger (1878–1966) und Franz Xaver Mayr (1875–1965). Diese Mediziner entwickelten ein ganzheitliches Fasten, das medizinische und naturheilkundliche, psychische und religiöse Aspekte vereinte. Sie eröffneten Sanatorien und nahmen stationär Patienten auf. Begleitende Methoden wie eine regelmäßige Darmreinigung und natürlich viel Bewegung wurden eingeführt, um das Fasten zu unterstützen.

Mittlerweile hat die Fastentherapie an einigen medizinischen Fakultäten innerhalb der klassischen Naturheilverfahren einen festen Platz. Vertreter der etablierten Ernährungsmedizin und Befürworter der Fastentherapie wie Prof. Dr. Andreas Michalsen, Stiftungsprofessur für klinische Naturheilkunde an der Charité Berlin, halten ein ärztlich kontrolliertes Fastenkonzept mit Bewegungs-, Entspannungs- und Gesprächstherapie sowie Ernährungsschulung für eine wirkungsvolle Maßnahme zur Unterstützung der Behandlung zahlreicher Krankheiten – auch Übergewicht. Gleichzeitig erleichtert Fasten den Einstieg in eine gesundheitsorientierte Lebensstiländerung.[2] In Deutschland bieten zurzeit ein gutes Dutzend Krankenhäuser und Kliniken Fastentherapien an, bei denen das Zusammenspiel aus Körper, Geist und Seele berücksichtigt wird. Dabei ging der Trend in den letzten Jahren mehr und mehr hin zum Fasten für Gesunde und zum sogenannten Anti-Aging-Fasten.
Seit rund 80 Jahren ist das intermittierende Fasten, wie das Kurzzeit- oder Intervallfasten auch genannt wird, in der Wissenschaft bekannt. Beim Ramadan, dem Fastenmonat der Muslime, wird es im Grunde schon seit Jahrhunderten praktiziert. Neue Aufmerksamkeit erhielt es durch den britischen Arzt und BBC-Journalisten Michael Mosley.

Wie geht Fasten?

In diesem Buch geht es vor allem um die »Easy-Version« des Fastens, also um eine Nahrungspause von höchstens 36 Stunden am Stück. Aber auch die klassische mindestens einwöchige Methode des Heilfastens ist durchaus einen Versuch wert, denn die Reinigung, die man (nicht nur im körperlichen Sinne) dadurch erfährt, der Energieschub, der erfolgt, wenn die ersten schwierigeren Tage überstanden sind, und der Effekt der Umstellung des Stoffwechsels auf die Reserven ergeben sich deutlich schneller als beim Kurzzeitfasten. Dafür ist Intervallfasten à la longue ideal, weil Sie jederzeit Pausen einlegen können, ganz ohne Vorbereitung, Entlastungs- und Aufbautage (siehe Tabelle Seite 30).

Manche Ärzte raten dazu, das klassische Fasten als Einstimmung fürs Intervallfasten zu praktizieren, um ein besseres Körpergefühl und eine andere Einstellung zum Essen zu bekommen. Vielleicht möchten Sie sich also zuerst die intensive Reinigung für Körper, Geist und Seele gönnen und danach mit Intervallfasten – je nach Methode – weitere Kilos verlieren oder Ihr Gewicht halten?

Heilfasten

Ursprünglich propagierten die Fasten-»Päpste« wie etwa Otto Buchinger oder Dr. med. Hellmut Lützner, während der Fastentage nur Tee oder Wasser zu trinken (Nulldiät). Im 20. Jahrhundert wurden diese Fastenkonzepte überarbeitet und neue Modelle entwickelt, die je nach Höhe der Energieaufnahme, der Lebensmittel- und Getränkeauswahl sowie der Begleittherapien variieren. So wird unterschieden in:

- kohlenhydratmodifiziertes Heilfasten wie Buchinger-Fasten, Säftefasten, Suppenfasten, Schrothkur und
- proteinmodifiziertes Fasten wie Molke-Trinkkur und Formula-Diäten.

Fastenwochen

Heilfasten wird generell über einen längeren Zeitraum hinweg praktiziert, normalerweise zwischen ein und zwei Wochen. Dazu kommen noch die Entlastungstage davor, in denen man schon bestimmte Nahrungsmittel weglässt, und die Aufbautage danach, in denen man vorsichtig wieder bestimmte Nahrungsmittel einführt. Heilfasten soll – wie der Name schon sagt – helfen, Erkrankungen und Beschwerden zu lindern, wenn nicht gar zu heilen. Dabei stützt sich die Methode auf ein natürliches Prinzip der Evolution: Auch Tiere ziehen sich zurück und verzichten auf Nahrung, wenn sie krank sind, um dem Körper Zeit und Ruhe zu geben. Genauso sind Kinder mit Fieber oft appetitlos und verlangen erst wieder nach Nahrung, wenn ein Infekt überwunden ist. Schließlich ist mehr Kraft für die Genesung da, wenn der Körper die Energie für die Verdauung spart und der Stoffwechsel nach zwei Tagen Nahrungspause automatisch auf Sparflamme schaltet, Krankheits- und Giftstoffe ausscheidet und so seine Selbstheilungskräfte stärkt.

Heilfasten als Therapeutikum

Heilfasten eignet sich für viele Menschen: Gesunde können präventiv heilfasten, um Gefäßerkrankungen, Schlaganfall und Herzinfarkt vorzubeugen. Als Therapie wirkt die Methode besonders gut bei ernährungsbedingten Stoffwechselerkrankungen wie Diabetes oder Gicht, allergischen und rheumatischen Beschwerden, Hauterkrankungen und Atherosklerose. Außerdem lassen sich Bluthochdruck, Hepatitis und Migräne gut behandeln.

Fasten schärft zudem die Sinne. Der vorübergehende Verzicht auf Energie aus Essen lässt Sie gegenüber sich und anderen Menschen aufmerksamer werden. Fasten heißt auch: sich bewegen, sich entspannen, die Seele baumeln lassen. Und all das, ohne den Körper unnötig zu malträtieren, denn die täglich notwendige Energie lässt sich bei vielen Methoden allein durch nährstoffhaltige Getränke aufnehmen.

Bitte nicht in Eigenregie!

Heilfasten zur Therapie einer Krankheit sollten Sie jedoch ausschließlich in Absprache mit Ihrem Hausarzt, sofern Sie sich nicht in die Hände von erfahrenen Fastenärzten einer Fastenklinik begeben. Natürlich hilft Heilfasten auch dabei, Gewicht abzubauen oder überflüssiges Fett an Bauch und Hüften erst gar nicht entstehen zu lassen. So schnell und effektiv ein paar Kilos loszuwerden erfordert aber ein hohes Maß an Disziplin.

Ich würde Ihnen grundsätzlich raten, sich mit Gleichgesinnten in einer Fastengruppe zusammenzutun oder am besten eine Fastenklinik zu besuchen. Die Chance durchzuhalten und besonders bei den Aufbautagen hinterher nichts falsch zu machen, was den Darm durcheinanderbringen könnte, erhöht sich dadurch enorm.

Im Folgenden stelle ich Ihnen drei Beispiele für Heilfasten vor. Das Tee- und das Suppenfasten eignen sich auch fürs Intervallfasten, wenn Sie sich für die Methode entscheiden, bei der an einzelnen Tagen der Woche gefastet wird (siehe Seite 54).

Klassiker: Buchinger-Heilfasten in der Klinik

Fasten in guter Atmosphäre unter ärztlicher Aufsicht – das war für den Begründer Dr. Otto Buchinger der »Königsweg der Heilkunst«. Bis heute wird dies in Buchinger-Kliniken und -Fastengruppen angeboten. Solche Kuren dauern in der Regel inklusive Entlastungs- und Aufbautagen drei bis vier Wochen. Buchinger setzt dabei auf eine »niederkalorische Trinkkur«: Der Körper erhält täglich nur etwa 250 Kalorien. Auf dem Trinkplan stehen Säfte, Tees und Brühe.

Zwischendurch wird reichlich Mineralwasser gereicht. Je nach Indikation bekommt der Fastende noch individuell Zusätze wie Magnesium oder Mineralien.

Die bisher größte Studie über die positiven Wirkungen des Buchinger-Heilfastens wurde Anfang des Jahres 2019 in der Peer-Review-Zeitschrift *PLOS ONE* veröffentlicht[3]. Zusammenfassend hat sich hier gezeigt, dass dieses spezielle Fastenprogramm ein sicherer und gut verträglicher Ansatz zur Prävention von alterungsbedingten Erkrankungen sowie zur Behandlung chronischer Stoffwechselstörungen einschließlich Gewichtsproblemen ist.

Dem Körper wird also weder Fett noch Eiweiß zugeführt, was Verdauung und Stoffwechsel schont. Trotz der stark reduzierten Kalorienzufuhr muss der Organismus nicht auf Vitamine, Mineralstoffe und Pflanzenstoffe verzichten, die entwässern und das Bindegewebe festigen. Diese gibt's ja durch die flüssige Nahrung. Darm und Nieren können so dank der vielen Flüssigkeit überschüssige Restbestandteile der Nahrung ausscheiden, sodass der Körper von innen gereinigt und die Verdauung sanft angeregt wird. Langsames Trinken soll dabei helfen, dass Hungergefühle bei dieser Fastenkur möglichst selten aufkommen. Denn die Obst- und Gemüsesäfte werden im Verhältnis 50:50 mit Mineralwasser verdünnt und dann wie eine Suppe gelöffelt. Jeder Schluck wird so sozusagen gekaut, wodurch der Sättigungseffekt viel höher ist als beim normalen schnellen Trinken.

Heilfasten zu Hause für Gesunde

Das Teefasten geht so ähnlich wie das Fasten nach Buchinger. Auch hier sind Kalorien verpönt, stattdessen werden nur Kräutertee und Wasser getrunken. Das Angenehme dabei: Der Tee wärmt – anders als beim reinen Wasserfasten. Außerdem wirken die Tees basenbildend und haben entgiftende Eigenschaften. Allerdings sollten nur völlig gesunde Menschen, die möglichst schon Erfahrungen mit dem Fasten gesammelt haben, das Teefasten zu Hause wagen. Wer an einer Erkrankung leidet, sollte sich in die Obhut einer Fastenklinik begeben.

So geht's

Wenn Sie sich dafür entscheiden, sollten Sie dies nicht länger als drei bis vier Tage tun und vorher mindestens zwei Entlastungstage einplanen, an denen Sie schon fette (vor allem aus Fleisch und Wurst), süße und stärkereiche Speisen sowie Alkohol meiden. Wenn Sie Anregungen suchen: Sämtliche Wohlfühlrezepte ab Seite 95 eignen sich für diese einführenden Tage. Beim Teefasten werden dreimal täglich jeweils zwei Tassen Kräutertee getrunken. Honig oder andere Süßungsmittel sind dabei nicht gestattet. Zwischendurch gibt es Wasser. Insgesamt sollte sich die Trinkmenge auf täglich drei Liter belaufen, wobei die Teesorten nicht entscheidend sind. Die Tees sollten aber naturbelassen, von guter Qualität, frei von chemischen Zusätzen und von unterschiedlicher Zusammensetzung sein, um den Organismus nicht zusätzlich zu belasten.

Geeignete Teesorten für den Entschlackungsprozess sind: Salbei, Fenchel, Wacholderbeere, Holunderblüten, Kümmel, Lindenblüten, Pfefferminze – aber wie gesagt, nicht etwa eineinhalb Liter Salbeitee an einem und eineinhalb Liter Pfefferminztee am anderen Tag, sondern immer verschiedene Sorten über den Tag verteilt. Zusätzlich unterstützt Kamillentee Magen und Darm. Grüner und schwarzer Tee kurbeln den Kreislauf an, sollten aber nur in

Maßen genossen werden. Tees mit entgiftenden Eigenschaften können Sie zum Beispiel im Reformhaus kaufen. Wer aus der Fastenzeit bewusst eine Auszeit machen will, aber Probleme hat, Ruhe zu finden und etwa den Berufsalltag zu vergessen, kann auf diese Teesorten setzen: Baldrian, Ringelblume, Weißdorn, Johanniskraut, Lavendel. Sie werden sich wundern, wie intensiv die einzelnen Tees plötzlich duften und schmecken können.

Variante: Suppenfasten

Nur mit Tee und Wasser zu fasten erfordert ein besonders hohes Maß an Disziplin. Das Suppenfasten ist eindeutig die leichtere Variante. Das Fasten mit Gemüsesuppen ohne stärkereiche Zutaten wie Kartoffeln oder Wurzeln macht einigermaßen satt, da der Magen nach der Mahlzeit gut gefüllt ist. Wer so fastet, behält seine Leistungsfähigkeit, zumal frisch gepresste Säfte, Tees und Wasser beim Suppenfasten helfen, die Ausscheidung zu unterstützen und den Fettabbau zu beschleunigen. Auch enthalten die Suppen genügend Enzyme, Mineralstoffe und Spurenelemente und können dazu beitragen, entzündliche Prozesse im Magen-Darm-Bereich abklingen zu lassen. Kurzum, diese Methode eignet sich für all diejenigen, die ein paar Kilo verlieren wollen, ohne sich zu quälen, und vielleicht auch noch dabei arbeiten möchten.

Suppenfasten ist eigentlich ganz einfach: Sie müssen wieder mindestens mit zwei Entlastungstagen beginnen und können sich dann dreimal täglich auf ein bis zwei Teller wärmende Suppe freuen, die Sie auch in der Thermoskanne ins Büro mitnehmen können. Am Morgen kann es losgehen mit einer Haferflockensuppe. Diese hilft dabei, überschüssige Säure zu binden, Giftstoffe aus dem Körper zu treiben und zugleich den Cholesterinspiegel zu senken. Mittags und abends gibt es dann eine warme Gemüsesuppe. Der Vorteil: Sie lässt sich auch in größeren Mengen vorkochen, das spart Zeit und Mühe. Dieser Fettverbrenner sättigt, schont den Magen und belastet auch nicht die Verdauung, sofern Sie die Zutaten richtig ausgewählt haben. Infrage kommen zum Beispiel Kartoffeln, Sellerie und Karotten, wahlweise mit Ingwer, der die Fettverdauung unterstützt. Von Bohnen, Linsen und anderen Hülsenfrüchten wird hingegen beim Suppenfasten eher abgeraten, da der obere Verdauungstrakt manche ihrer Inhaltsstoffe nicht aufspalten kann. Ein Rezept für eine Fastensuppe finden Sie auf der nächsten Seite.

Fastensuppe

Zutaten:

2 kleine Zwiebeln
2 Knoblauchzehen
3 mittelgroße Kartoffeln
¼ Sellerieknolle
3 Möhren
2 Petersilienwurzeln
2 Stangen Lauch
1 Fenchelknolle
je 1 Zweig Liebstöckel,
1 Stängel Thymian,
Rosmarin und Petersilie
2 Lorbeerblätter
½ TL Wacholderbeeren

Zubereitung:

Zwiebeln und Knoblauch abziehen und klein würfeln. Kartoffeln und Sellerie waschen, putzen und schälen und in 1 cm große Würfel schneiden. Möhren und Petersilienwurzeln gut waschen und in Scheiben schneiden, den Lauch waschen, putzen und in Ringe schneiden. Den Strunk des Fenchels entfernen und die Knolle in dünne Streifen schneiden.
3 l kaltes Wasser in einen großen Topf geben und Gemüse, Kräuter und Gewürze hinzufügen. Zum Kochen bringen und die Fastensuppe bei niedriger Hitze ca. 30 Min. lang köcheln lassen.
Wer heilfastet, sollte nur die Brühe zu sich nehmen. In diesem Fall zum Schluss das Gemüse abseihen, einfrieren und nach dem Fasten als Suppeneinlage für die Aufbautage verwenden.

Intervallfasten

Lange Zeit gingen Ernährungswissenschaftler davon aus, dass eine zu fettreiche Ernährung ein maßgeblicher Grund für Fettleibigkeit ist. Inzwischen hat sich die Überzeugung durchgesetzt: Es kommt auch auf das Timing an. Es geht also nicht allein um die Menge des Essens oder seine Zusammensetzung, sondern vor allem auch um den Essrhythmus. Perioden des Essens und des Verzichts auf Nahrung wechseln sich beim Intervallfasten je nach Methode in einem bestimmten Zeitrahmen ab.

Die meisten von uns beginnen den Tag mit einem Frühstück und nehmen dann den ganzen Tag über Nahrung zu uns, um unseren Energielevel stabil zu halten. Abends kommen wir von der Arbeit heim und essen nach dem Abendbrot vielleicht weiter Chips und Gummibärchen, bis wir ins Bett gehen. Nachts fasten wir natürlich, das steckt in unseren Genen, aber länger als acht Stunden sind es meistens nicht. Dehnen wir die Fastenphase jedoch weiter aus, profitiert davon unser Stoffwechsel, und Magen sowie Leber bekommen eine Erholungspause mit allen positiven Auswirkungen auf die Gesundheit (siehe ab Seite 32).

Wer in Intervallen fastet, also zwischen Fasten und Nicht-Fasten wechselt, macht sich diese Erkenntnis zunutze. Man hat also einen bestimmten Essrhythmus und versorgt dabei – anders als beim echten Fasten – den Körper sehr wohl mit Nahrung, nur eben zu ganz bestimmten Zeiten und vor allem nur in bestimmten Zeitabständen. Auf Phasen des normalen Essens folgen also Zeitabschnitte, in denen man nichts verzehrt.

Bei diesem Intervallfasten gibt es verschiedene Varianten. So unterscheidet man zwischen

» täglichem Fasten (daily fasting) und
» wöchentlichem Fasten (weekly fasting).

Das heißt: Ein Fastentag pro Woche ist genauso möglich wie tägliches Fasten über mehrere Stunden hinweg (siehe ab Seite 45). Das Praktische dabei: Diese Form des Fastens können Sie ohne große Probleme in Ihren Arbeits- und Familienalltag einflechten. Außerdem müssen Sie normalerweise keine unangenehmen Nebenwirkungen wie Erschöpfungsgefühle, Kopfschmerzen oder gar Phasen von Niedergeschlagenheit fürchten, da der Körper nicht so in den Hungermodus gerät wie etwa beim mehrtägigen Fasten.

Das Intervallfasten kommt deshalb für alle Menschen infrage, die im Prinzip gesund sind, weiter ihre Lieblingsgerichte essen und dennoch nicht an Gewicht zulegen oder über mehrere Wochen hinweg kontinuierlich und vor allem dauerhaft Gewicht verlieren, vielleicht auch etwas gegen ihren Bluthochdruck und für ihren Cholesterinspiegel tun und sich einfach besser fühlen wollen. Prominente Verfechter der Methode sind neben Prof. Dr. Andreas Michalsen von der Charité in Berlin der Moderator und Autor Dr. Eckart von Hirschhausen oder der österreichische Seminarkabarettist Bernhard Ludwig.

Wie Sie bei den einzelnen Methoden vorgehen, erkläre ich Ihnen im nächsten Kapitel Schritt für Schritt.

Auf einen Blick: Heil- und Intervallfasten

HEILFASTEN	INTERVALLFASTEN
Abnehm-Effekt	
Durchaus vorhanden, aber nicht so hoch wie beim Intervallfasten, da es sich normalerweise nur um einen auf höchstens vier Wochen (inklusive Aufbau- und Entlastungstage) begrenzten Zeitraum im Jahr handelt.	Hoch, sogar dann, wenn man in der Fastenpause mehr isst, als man sollte. Wenn man die Kalorien vergleicht, die in einer normalen Woche und in einer Intervallfastenwoche mit zum Beispiel ein oder zwei Tagen Essenspause zusammenkommen, sind es unter dem Strich in der Fastenwoche wesentlich weniger. Wer übers ganze Jahr hinweg Essensphasen und -pausen abwechselt, verliert je nach Methode kontinuierlich Gewicht.

HEILFASTEN	INTERVALLFASTEN
Jo-Jo-Effekt	
Kein Problem beim Heilfasten, wenn die Aufbautage konsequent eingehalten werden. (Was wegen der Darmgesundheit ohnehin sein muss, siehe unten.) Denn so haben Sie nach der mageren Zeit kein Problem mit dem reduzierten Grundumsatz. Wenn Sie allerdings danach für den Rest des Jahres wieder essen wie eh und je, wird sich das Gewicht unweigerlich steigern.	Gibt es nicht, denn die Hungerphasen sind so kurz, dass der Körper keine Muskelmasse abbaut. Er ernährt sich, wenn er entsprechend geübt ist, dann aus den Fettspeichern. Daher müssen Sie nur darauf achten, an den Esstagen bzw. in den Essstunden nicht über Ihren Hunger hinaus zu essen, und vor allem zu viel Zucker und Stärke im Essen vermeiden, die im Übermaß Insulin locken und damit die Fettverbrennung blockieren.
Einsatz von Abführmitteln	
Da der Darm mehr als zwei bis vier Tage ohne feste Nahrung auskommen muss und die Ballaststoffe, die ihn sonst anregen, fehlen, ist Abführen mit Glauber- oder Bittersalz am Anfang der Fastenkur notwendig.	Entfällt normalerweise. Wenn Sie allerdings anfangs Verdauungsprobleme haben sollten, helfen Hausmittel (siehe ab Seite 157).
Aufbau- und Entlastungstage	
Diese sind am Anfang und am Ende der Kur unbedingt notwendig, Von hundert auf null und wieder zurück auf hundert würde Magen und Darm komplett überfordern. Daher gehört eine Woche Einführungszeit dazu, in der man schon bestimmte Nahrungsmittel weglassen (Alkohol, Süßigkeiten, Fleisch, Weißmehl) und weniger Kalorien aufnehmen soll. Und hinterher folgt eine Woche Aufbauzeit, in der man ganz langsam, gemächlich und wohlüberlegt wieder zu essen beginnt.	Entfallen normalerweise bei dieser Form des Fastens.

HEILFASTEN	INTERVALLFASTEN
Unterstützende Maßnahmen	
Leberwickel helfen beim Entgiften und Trockenbürsten, dass der Kreislauf stabil bleibt (ein Thema bei niedrigem Blutdruck). Außerdem sind Bewegung wie Spazieren, Fastenwandern – also moderates Ausdauertraining – und Entspannungstechniken wie Yoga oder Autogenes Training ideal, denn Geist und Seele entgiften mit.	Ein Leberwickel wirkt ebenfalls Wunder, denn er unterstützt unser wichtigstes Entgiftungsorgan bei seiner Arbeit! Trockenbürsten, Bewegung und Entspannungstechniken sind genauso sinnvoll wie beim Heilfasten.
Fastenbeschwerden	
In den ersten Tagen können Erschöpfungsgefühle, Kopfschmerzen oder gar Depressionsattacken auftreten, da der Körper entgiftet und eben auch hungert.	Es gibt weniger unangenehme Begleiterscheinungen, denn Sie essen ja zwischendurch oder behelfen sich mit Suppe, wenn es Ihnen noch zu schwierig ist, nur mit kalorienfreien Getränken durch den Tag zu kommen. Hungergefühle oder Kopfschmerzen können beim tageweisen Intervallfasten, solange es ungewohnt ist, aber auch mal auftreten.
Zeit für Geist und Seele	
Viel, da Einkaufen, Kochen und Essen wegfallen. Allerdings normalerweise nur ein- bis zweimal im Jahr über zwei bis vier Wochen (inklusive Entlastungs- und Aufbauwoche).	Weniger, es sei denn, es gelingt Ihnen, an den einzelnen Fastentagen oder -stunden wirklich bewusst bei sich zu sein oder – noch besser – auch in der Zeit zwischen den Intervallen besser auf sich und Ihre inneren Bedürfnisse (nein, kein Essen!) zu hören. Dann allerdings ist die Wirkung sogar noch größer, denn Intervallfasten lässt sich das ganze Jahr und ein Leben lang durchführen.

Was bringt mir Fasten?

Bevor Sie mit dem Intervallfasten beginnen, sollten Sie noch einmal innehalten und sich die Frage stellen: Warum will ich eigentlich fasten? Geht es mir ums Entschlacken und Entgiften, also ums Heilfasten? Geht es einfach darum, ein paar Kilo abzunehmen, in der Hoffnung, dass es durch diese Methode einfacher geht und das Ergebnis dauerhafter ist als bei üblichen Diäten? Oder denken Sie daran, langfristig anders zu essen und Ihre Ernährung umzustellen? Vielleicht wünschen Sie sich sogar insgeheim, im Alltag ein paar Beschwerden weniger zu haben? Im Zweifel sollten Sie sich nicht scheuen, zu einem Arzt zu gehen und sich beraten zu lassen, besonders bei gesundheitlichen Einschränkungen wie etwa Bluthochdruck oder Diabetes. Sie oder er kann Ihnen sagen, ob für Sie eine klassische, also längere Fastenkur mit allem, was dazu gehört, infrage kommt, ob Sie das Ihrem Stoffwechsel zumuten können, der vielleicht durch eine ungesunde Lebensweise aus der Balance geraten ist – oder ob Sie lieber nur »easy« fasten, also kürzere Nahrungspausen einlegen sollten. So oder so, vor dem Start ist es gut zu wissen, was Sie wollen. Das hilft, sich zu motivieren und sich schrittweise von alten, liebgewonnenen Gewohnheiten zu verabschieden. Vielleicht regen Sie auch die folgenden Seiten, die die gesundheitlichen Auswirkungen des Fastens ausführlich behandeln, dazu an, Ihrem Leben eine neue Richtung zu geben.

Stoffwechselbalance

Fasten, das bestreitet heute kein Ernährungsexperte mehr, wirkt sich auf den Stoffwechsel positiv aus. Das beginnt schon bei Nahrungspausen von 14 Stunden, speziell über Nacht im Schlaf, weil die natürlichen Regenerationsprogramme besser laufen, wenn die Verdauung ruht. Kreist das Stoffwechselhormon Insulin im Blut, weil man spät noch zuckerreich gegessen oder getrunken hat, werden dagegen die Wachstums- und Schlafhormone Somatotropin und Melatonin ausgebremst. Diese signalisieren Ruhe, Reparatur und Abbau, Insulin hingegen Energiezufuhr und Masseaufbau. Der menschliche Stoffwechsel arbeitet nach einer inneren Uhr, das heißt immer in Phasen, die von Hormonen dirigiert werden. Der natürliche Wechsel zwischen auf- und abbauenden Stoffwechselprozessen, der sogenannten anabolen und katabolen Phase, ist gut für den Körper, ständiger Aufbau und Reiz zum Wachstum hingegen schädlich.

Aktiver Zellschutz

Hinzu kommt ein weiterer gesundheitlicher Aspekt: Kann sich der Körper gut regenerieren, entstehen weniger freie Radikale, die die Balance im Stoffwechsel stören. Diese Sauerstoffmoleküle können Zellen und unsere Erbsubstanz schädigen, was auf Dauer dazu führt, dass wir schneller altern. Fachleute sprechen hier vom oxidativen Stress, der viele Ursachen haben kann: Nährstoffmangel, Umweltbelastungen, zu viel Sonnenlicht, Rauchen, Alkohol, körperlicher oder seelischer Stress,

Medikamente, Verletzungen, aber auch eine zu zuckerhaltige Ernährung. Umso wichtiger ist es, oxidativem Stress im Körper vorzubeugen, der mit vielen schwer behandelbaren Erkrankungen wie Morbus Parkinson, Alzheimer, Atherosklerose, Krebs oder Herzkrankheiten in Verbindung gebracht wird.

Umschalten auf »gesund«

Es liegt daher auf der Hand, dass der Organismus eines Fastenden Zeit braucht, um sich auf die »innere Ernährung« umzustellen. Zunächst zieht der Körper die in Form von Glykogen – vornehmlich in der Leber – gespeicherten Kohlenhydrate heran, um sich mit Energie zu versorgen. Sind diese Reserven nach etwa einem Tag verbraucht, wird vorübergehend vermehrt Eiweiß angezapft, um daraus Glukose zu gewinnen. Dafür stehen beispielsweise Enzyme des Verdauungstrakts, die Darmzotten der Darmschleimhaut und überflüssige Eiweißbaustoffe zur Verfügung. Wird dann überschüssiges Fett verbraucht, so wird auch das stützende Bindegewebe überflüssig und kann zu Ketonkörpern verstoffwechselt werden. Speziell das Gehirn, das keine Fettsäuren aufnehmen kann, um daraus Energie zu gewinnen, da die Blut-Hirn-Schranke nicht für Fettsäuren durchlässig ist, benötigt diese im Zustand des Fastens als Energieträger. Durch ihre Verwertung kann unsere Steuerzentrale im Kopf ihren Glukosebedarf von durchschnittlich täglich ca. 150 Gramm pro Tag auf ca. 50 Gramm pro Tag reduzieren. Der Anteil der Fettverbrennung steigert sich dabei auf bis zu 95 Prozent.

Stabiler Blutdruck

Bluthochdruck kann viele Ursachen haben, darunter Nierenerkrankungen und hormonelle Störungen, aber auch viele andere Faktoren wie etwa Lebensumstände, Arbeitsbedingungen und Vererbung können eine Rolle spielen. Vor allem Übergewicht, zu stark gesalzene Lebensmittel, erhöhter Alkoholkonsum und psychischer Stress gelten als Auslöser für Bluthochdruck. Häufig tritt er gemeinsam mit Übergewicht, zu hohen Blutfettwerten und Typ-2-Diabetes auf.

Entlastung für den Kreislauf

Schon der Fastenarzt Otto Buchinger war sich sicher: Fasten kann dazu beitragen, Herz- und Gefäßerkrankungen zu lindern und den Blutdruck zu normalisieren. Heute wissen Medizinforscher noch mehr: Wer gelegentlich aufs Essen verzichtet, beugt damit einem Herzinfarkt oder Schlaganfall vor. Und regelmäßig jeden zweiten Tag zu fasten hilft, den Blutdruck zu senken. In einer Studie mit 147 Bluthochdruckpatienten ließen Wissenschaftler die Teilnehmer zunächst zwei bis drei Vorbereitungstage lang nur Obst und Gemüse essen, anschließend bekamen sie zehn bis elf Tage ausschließlich Wasser und Kräutertees. Im Anschluss folgten sechs bis sieben Aufbautage, in denen eine fett- und salzarme, vegane Ernährung bevorzugt wurde. Das Ergebnis: Bei 90 Prozent der Studienteilnehmer normalisierte sich der Blutdruck am Ende des Fastenprogramms, er sank im Schnitt um 37/13 mmHg auf Werte unter 140/90 mmHg.

Stressabbau durch Fasten

Das Fasten hat dabei zwei positive Effekte: Zum einen wird überschüssiges Kochsalz ausgeschieden; zum anderen wirkt das Fasten aber auch belebend und stressabbauend, wodurch weniger Adrenalin ausgeschüttet wird. Dieses Stresshormon ist dafür bekannt, den Blutdruck zu erhöhen und die Herzfrequenz zu steigern. Noch dazu setzt Fasten die Aktivität des peripheren Nervensystems herab, das unter anderem für den Stoffwechsel, aber auch für den Blutdruck zuständig ist.

Professor Dr. Martin Hausberg, Vorstandsvorsitzender der Deutschen Hochdruckliga, warnt aber vor übertriebenen Erwartungen: »Fastenkuren als Zäsur, als Übergang zu einer prinzipiellen Änderung der Ernährungsweise, können in einzelnen Fällen sinnvoll sein«, sagte der Experte 2015 in einer Pressemeldung der Deutschen Hochdruckliga e.V. Dass sich die Blutdruckwerte dadurch vollständig normalisieren, dürfe man aber nicht erwarten, solange das Fasten nicht mit einer dauerhaft veränderten Ernährungs- und Lebensweise einhergeht. Er rät Hochdruckpatienten, sicherheitshalber nur unter ärztlicher Überwachung zu fasten.

Starkes Herz

Es gibt Ärzte, die generell Patienten mit Herzproblemen nahelegen, auf keinen Fall zu fasten. Nun sollten gerade Herzpatienten unbedingt den Arzt ihres Vertrauens zurate ziehen, bevor sie längere Nahrungspausen einplanen. Kommt ein kategorisches Nein, schadet es aber sicher nicht, eine zweite Meinung einzuholen. Es kommt nämlich auf den Einzelfall an – und vor allem darauf, wie man fastet. Fasten kann bei Herzproblemen durchaus sinnvoll sein, vor allem wenn dies mit Sport und Konditionstraining verbunden wird. Selbst nach einem Herzinfarkt ist Heilfasten nicht grundsätzlich ausgeschlossen. Darauf wies bereits der Fastenarzt Dr. Heinz Fahrner 1970 hin.

Sanfte Fastenmethoden bevorzugen

Fastende mit Herz-Kreislauf-Erkrankungen sollten jedoch bei einer Fastentherapie vorsichtig vorgehen, erst recht, wenn ihre Symptome, vor allem die Verkalkung der Herzkranzgefäße, schon weit fortgeschritten sind. So empfehlen Fastenexperten solchen Patienten eindringlich, nicht ganz auf Nahrung zu verzichten, wie beim Wasser- oder Teefasten üblich. Stattdessen raten sie, den Körper gut mit Gemüsebrühe, Obstsaft, Buttermilch, Getreideschleim und/oder Honig zu versorgen. Auch Hauruck-Aktionen kommen bei Herzpatienten nicht infrage. Sie sollten vielmehr den Körper langsam an die veränderte Nahrungsaufnahme gewöhnen, zum Beispiel mit einer einwöchigen Vollwertkost-Vorbereitungsphase.

Trotz womöglich fortgeschrittener Probleme an den Herzkranzgefäßen direkt mit dem Fasten zu beginnen halten die Mediziner unisono für gefährlich. Das liegt an einem Effekt, den Sie bereits kennen: Beim Fasten wird ja zunächst nicht das überflüssige Fett abgebaut, sondern eben zum Teil Eiweiße, die auch aus dem Muskelgewebe kommen, vor allem, wenn

Extra: *Fasten bei Krebs*

Es klingt unglaublich, ist aber alles andere als wissenschaftlicher Humbug: Fasten kann Krebstherapien positiv beeinflussen. Mehrere Studien, besonders mit Mäusen, die über einen ähnlichen Stoffwechsel wie Menschen verfügen, liefern dazu wertvolle Erkenntnisse. So fand der Biologe Valter D. Longo von der University of Southern California in San Francisco im Tierversuch heraus, dass gesunde Mäusezellen sich problemlos auf einen reduzierten Stoffwechsel einstellen können – und dadurch letztlich stärker werden. Krebszellen werden nämlich durch den Entzug von Glukose geschwächt. Schließlich geht der Insulinspiegel dadurch nach unten, die Aufnahme von Zucker wird verringert und damit die Bildung von Krebszellen, die auf Zucker »stehen«. Longo fand heraus, dass sich die Erkrankungsrate von Mäusen, denen er zuvor Krebszellen injiziert hatte, deutlich reduzieren ließ, wenn die Tiere hin und wieder keine Nahrung bekamen. Wurde in Intervallen gefastet, verringerte sich die Rate sogar noch mal deutlich. Positive Wirkungen des Fastens konnte er auch bei der Chemotherapie nachweisen: Bei dieser Studie erhielt die eine Mäusegruppe normales Futter, die andere ging leer aus. Anschließend wurden beiden Gruppen hohe Mengen an Chemotherapeutika verabreicht, und zwar in einer drei- bis fünfmal höheren Dosis, als es bei Menschen erlaubt wäre. Das Ergebnis war verblüffend: Die auf Zwangsdiät gesetzten Mäuse überlebten die Überdosis, die normal ernährten Mäuse nicht.

Bessere Wirkung bei Krebstherapie

Der Versuch zeigt, dass kurzzeitige Fastenperioden helfen, das Wachstum bösartiger Tumore zu verringern und die Wirkung einer Chemotherapie zu verbessern. Die Kombination beider Methoden ist somit deutlich wirkungsvoller als eine Chemotherapie allein. Longo erklärt das damit, dass die Krebszellen »verwirrt« würden, wenn sie in der Energiezufuhr extremen Schwankungen durch den Wechsel von Nahrungszufuhr und Fasten ausgesetzt sind. Gesunde Zellen stellen sich hingegen leicht auf den Wechsel von Nahrungszufuhr und Fasten ein und können auf Schutzbetrieb umschalten, wenn nur wenig Glukose zur Verfügung steht. Krebszellen scheinen ein Umfeld mit wenig Glukose nicht zu mögen. Longo vertritt sogar die Überzeugung, dass das Fasten an sich das Wachstum von Krebszellen beeinträchtigt – auch ohne Chemotherapie.

Inzwischen mehren sich die Anzeichen, dass sich die Ergebnisse seiner Versuche durchaus auf Menschen übertragen lassen. Berichte von Krebspatienten, die während ihrer Chemotherapie gefastet haben, deuten darauf hin, dass Longo recht haben könnte. Michelle Harvie, Ernährungsmedizinerin an der Universität Manchester, die seit Jahren dem Zusammenhang von Übergewicht und Krebs auf der Spur ist, erfand aufgrund der Erkenntnisse aus diversen Tierversuchen sogar ein einfaches Konzept zum Abnehmen, die sogenannte 5:2-Diät (siehe Seite 55).

der Fastende sich während der Fastenkur zu wenig bewegt. Davon ist auch das Herz betroffen, im Extremfall kann dies zum plötzlichen Herztod führen, wenn Menschen mit Herzproblemen übertrieben streng fasten und den für das Herz so wichtigen Mineralienhaushalt durcheinanderbringen.

Schutz des Herzmuskels

Andererseits kann man mit richtigem Fasten viel für sein Herz tun. Ist der Herzmuskel durch langjährigen erhöhten Blutdruck übermäßig vergrößert (Hypertrophie), kann das Fasten dazu beitragen, die Dicke des Herzmuskels zu verringern. Zwei epidemiologische Studien aus Utah legen sogar den Schluss nahe, dass regelmäßiges Fasten das Risiko für Typ-2-Diabetes und Hyperlipidämie (erhöhte Fette (Lipide) im Blutserum) senkt. Fasten hat eine heilende und entlastende Wirkung auf Herz und Gefäße. Es trägt dazu bei, den Blutdruck zu normalisieren und die ihn regulierenden Hormone ins Gleichgewicht zu bringen, was positive Folgen für die Gefäßweite und für Menschen mit beginnenden Durchblutungsstörungen hat. Man könnte auch von einem Verjüngungseffekt sprechen, kann das Fasten doch dabei helfen, Ablagerungen (Plaques) in den Gefäßen abzubauen, lästigen Krampfadern den Garaus zu machen und die muskulären Venenwände zu stärken. Und das reduziert wiederum das Risiko eines lebensgefährlichen Herzinfarkts.

Diabetesschutz

Diabetes zählt mittlerweile zu den Volkskrankheiten. Häufig ist er, man muss das so hart sagen, hausgemacht: Wer jahrelang ungesund lebt, täglich zu viel Zucker in fester oder flüssiger Form zu sich nimmt und sich gleichzeitig zu wenig bewegt, erhöht erheblich das Risiko, »zuckerkrank« zu werden. Heute weiß man, dass die chronische Stoffwechselerkrankung nicht auf zu hohem Blutzuckerspiegel und einem Insulinmangel beruht, sondern auf einer »Insulinresistenz«. Darunter versteht man eine verminderte Empfindlichkeit des Gewebes, hauptsächlich der Zellen in Muskeln, Leber und Fettgewebe, gegenüber dem Hormon Insulin. Die Bauchspeicheldrüse produziert deshalb immer mehr Insulin, bis sie sich erschöpft und zuletzt den Dienst versagt.

Die Folgen tragen Patienten ein Leben lang: Sie müssen Medikamente nehmen oder Insulin spritzen. Täglich ist der Blutzucker zu messen. Partys mit viel Alkohol werden schnell zur Gefahr. Jede kleine Sünde ist am Blutzuckerspiegel sichtbar. Die Folgeerkrankungen eines Typ-2-Diabetes sind zahlreich und gefürchtet.

Typ 1 oder Typ 2?

Man unterscheidet beim Diabetes zwei Formen: Bei **Typ-1-Diabetes** leiden die Erkrankten unter einem Insulinmangel, weil die Bauchspeicheldrüse das Hormon nicht produzieren kann. Sogenannte Antikörper, also körpereigene Abwehrstoffe, sind dafür verantwortlich: Sie zerstören die insulinbildenden Zellen. Daraus entwickelt sich ein Diabetes, der meist im Kindes- oder Jugendalter entsteht und daher auch als »juveniler Diabetes« bezeichnet wird. Diese Diabetesform gibt es aber auch bei Erwachsenen. **Typ-2-Diabetes** ist auf eine Insulinresistenz der Zellen zurückzuführen. In solchen Fällen sind die Körperzellen weniger empfindlich gegenüber Insulin. Dahinter steckt eine jahrelange Überproduktion des Schlüsselhormons: Die Überernährung mit Zucker hat die insulinproduzierenden Zellen der Bauchspeicheldrüse erschöpft. Leider haben inzwischen auch immer mehr Kinder und Jugendliche diese Form der Zuckerkrankheit, weil sie sich von früh an zu zucker- und fettreich ernährt haben, sodass der Beiname »Altersdiabetes« längst überholt ist.

Abnehmen hilft

Fasten ist auch für Diabetiker eine gute Sache. Wer unter krankhaftem Übergewicht (Adipositas), Bluthochdruck (Hypertonie), Fett- und Zuckerstoffwechselstörungen (Hypercholesterinämie, Typ-2-Diabetes) leidet, kann von einer Fastentherapie profitieren. Das Beste dabei: Solche Patienten brauchen während des Fastens in der Regel keine Medikamente, die zuckersenkend wirken. Nicht selten dürfen sie sogar beim Fasten das Insulin ganz absetzen. Der unerwünschte Masteffekt des Insulins vermindert sich, dadurch können sie leichter und schneller an Gewicht verlieren. Im bestmöglichen Fall besteht sogar die Chance, dass an Diabetes erkrankte Menschen nach der Fastentherapie weniger oder überhaupt keine Medikamente mehr benötigen.

Dies hängt unter anderem davon ab, wie lange die Krankheit schon besteht und wie lange gefastet wird. Und natürlich muss das Ganze mit einem langfristig anderen, gesünderen Lebensstil einhergehen. So wiesen Forscher in Großbritannien nach, dass sich durch eine achtwöchige Diät mit täglich 600 Kalorien die Funktionen der Bauchspeicheldrüse, in deren Betazellen Insulin produziert wird, und die Insulinsensitivität der Leber bei oral mit Medikamenten behandelten Typ-2-Diabetikern normalisieren können. Beide Komponenten, die körpereigene Insulinproduktion sowie die Bindungsfähigkeit der Insulinrezeptoren, gelten als Schlüsselfaktoren bei der Entstehung von Diabetes. Die Forscher der Universität in Aston stellten überdies fest, dass auch Intervallfasten sich positiv auf Typ-2-Diabetes auswirkt. Es hat nicht nur einen vorbeugenden Effekt, sondern kann auch bei übergewichtigen bereits Erkrankten das Fortschreiten des Diabetes verlangsamen.

Diabetiker sollten jedoch genau prüfen, welche Fastenart für sie infrage kommt, um kein Risiko einzugehen. Manche Diabetes-Medikamente lassen sich während einer Fastenkur problemlos weiternehmen, andere nicht. Wenn Sie zuckerkrank sind, sprechen Sie unbedingt vor dem Fasten mit einem Arzt oder gehen Sie gleich in eine Fastenklinik. Das gilt insbesondere, wenn Sie Insulin spritzen. Sie dürfen auf keinen Fall ohne Rücksprache einfach die Insulinspritzen weglassen. Im Zweifelsfall sollten Sie sich die Mühe machen, eine zweite Meinung von einem (Ernährungs-) Mediziner einzuholen.

Langsameres Altern

Wovon hängt es ab, ob ein Mensch zum Beispiel 60, 70 oder 80 Jahre alt wird? Klar, da spielen viele Faktoren eine Rolle. Zwillingsforscher haben aber herausgefunden, dass die genetischen Voraussetzungen zum Zeitpunkt der Geburt nur zu 25 bis 30 Prozent bestimmen, wie lange eine Person lebt. Unser Lebensstil, die Umwelt, in der wir aufwachsen und leben, und die Art und Weise, wie wir uns ernähren, tragen maßgeblich dazu bei, ob wir ein hohes Alter erreichen. Und ab und zu, aber regelmäßig die Kalorien zu reduzieren ist neben Sport eine der besten Möglichkeiten, gesund und jung zu bleiben. Übergewicht und ein ungesunder Lebensstil kosten hingegen Lebensjahre. Nicht umsonst prägte schon vor 3200 Jahren ein gelehrter Chinese ein Sprichwort, das gerade auch im 21. Jahrhundert noch Gültigkeit hat: »Das Abendessen überlasse deinen Feinden.«

Wissenschaftlich belegt

Zahlreiche Studien an Tier und Mensch zeigen eindeutig: Nahrungsmenge, Lebenslänge und -qualität hängen zusammen. Immer mal wieder weniger zu essen oder regelmäßige Fastenphasen einzulegen verlangsamt den Alterungsprozess. Dies gilt ganz besonders für intermittierendes Fasten.

Die Endkappen der Chromosomen, die sogenannten Telomere, zeigen das Alter einer Zelle an. Mit jeder Zellteilung werden sie etwas kürzer. Sind sie lang, bedeutet das eine junge Zelle. Sind sie bereits deutlich verkürzt, ist die Zelle alt. Wissenschaftler der Universität von California fanden nun heraus, dass sich bei Männern, die über fünf Jahre mäßig Sport trieben, nicht rauchten, regelmäßig fasteten und nur wenig Alkohol tranken, die Telomere um zehn Prozent verlängerten. Bei der Kontrollgruppe, die sich nicht an diesen gesunden Lebensstil hielt, verkürzten sich die Telomere dagegen um drei Prozent. Der Anti-Aging-Effekt, der in der Studie belegt wird, lässt sich anhand der einzelnen Faktoren gut nachvollziehen: So ist die positive Wirkung von (maßvollem) Sport auf den Alterungsprozess längst wissenschaftlich nachgewiesen – Menschen, die sich regelmäßig mehr bewegen, verbrennen auch mehr Kalorien, dürfen dadurch wieder mehr essen und halten ihre Zellen länger jung.

Das Geheimnis der Hundertjährigen

Den Anti-Aging-Effekt durch die Reduktion der täglichen Kalorienmenge zeigt die berühmte Okinawa-Studie. Auf der japanischen Insel Okinawa leben etwa viermal so viele Hundertjährige wie in anderen Industrienationen. Zum einen mag das daran liegen, dass die Menschen dort viel Fisch und Meeresfrüchte zu sich nehmen, zum anderen daran, dass sie insgesamt weniger essen und täglich etwa 20 Prozent weniger Kalorien aufnehmen als die Menschen in anderen vergleichbaren Ländern. Das Prinzip nennt sich »Hara hachi bun« und bedeutet so viel wie »acht Teile von zehn voll« (also: Man hört auf zu essen, wenn der Magen zu 80 Prozent voll ist). Zudem werden die Mahlzeiten in kleinen Portionen verzehrt.

Die reduzierte Kalorienmenge hat vermutlich mehrere positive Effekte: Der Stoffwechsel wird gedrosselt. Dadurch produziert der Körper weniger Entzündungsbotenstoffe, sogenannte freie Radikale, die als Risikofaktoren für Alterung gelten. Dabei hilft vor allem das Intervallfasten. Forscher der Universität Graz konnten belegen, dass sich bei dieser Form des Fastens die Zellen stärker reinigen und Entzündungsbotenstoffe geringere Chancen haben. In anderen Untersuchungen wurde nachgewiesen, dass abwechselndes Fasten und Essen die Produktion des Wachstumshormons (Human Growth Hormone, HGH) anregt, welches wiederum für Zellerneuerungs- und Fettabbauprozesse zuständig ist. In der Kindheit und Pubertät für das normale Längenwachstum unentbehrlich, wird HGH mit zunehmendem Lebensalter in geringerer Menge ausgeschüttet.

Was Zellen jung hält

Viele Experten sind inzwischen davon überzeugt: Wer aufs Intervallfasten setzt, trainiert seinen Körper, auf eigene Reserven zurückzugreifen, und hilft ihm dabei, den Alterungsprozess der Zellen deutlich zu verlangsamen. Schließlich werden beim Fasten Gene mobilisiert, die fürs Überleben zuständig sind, und ein körpereigener Recyclingprozess in Gang gesetzt – was dazu führt, dass sich der Körper verjüngt, wenn man auf Nahrung verzichtet. Für diese Entdeckung hat der Belgier Christian de Duve bereits 1974 den Nobelpreis erhalten. Er war es auch, der den Begriff der Autophagie prägte. Doch erst durch die Arbeit von Yoshinori Ōsumi wurde klar, welche Prozesse bei der Zellreinigung und -regeneration genau ablaufen und wie wichtig sie für die Gesundheit des Menschen sind. Er erhielt dafür im Jahr 2016 den Medizin-Nobelpreis.

Extra: *Und tschüss, alte Gewohnheiten*

Aus der Entwicklungspsychologie weiß man, dass Babys und sehr kleine Kinder – sofern sie gesund und schlank sind – ein gutes Gespür für Hunger und Sattsein haben. Sie wissen, wann sie essen möchten und vor allem, was. Ihr Bauchgefühl sagt es ihnen. Ein Kind verlässt sich immer auf die Signale seines Körpers. Es freut sich über sein Essen (oder auch nicht) und ist immer mit Leib und Seele dabei.

Mit der Zeit kommen neue Gewohnheiten hinzu: Das Kind wächst heran, in seinem Elternhaus gibt es bestimmte Regeln und Essrituale (oder auch nicht). So wird ein individuelles Essverhalten über viele Jahre hinweg trainiert und ist dann, wenn man erwachsen ist, oft gar nicht mehr so einfach zu ändern. Vor allem wenn sich sogenannte Ernährungsfehler eingeschlichen haben. Wenn Sie nun Ihr Essverhalten verändern möchten, weil Sie abnehmen oder gesünder leben wollen, müssen Sie alte Gewohnheiten durch neue Verhaltensweisen ersetzen. Diese müssen eine Weile geübt werden, bevor sie die alten Verhaltensmuster überdecken und in Fleisch und Blut übergehen. Das funktioniert aber nur, wenn nichts verboten ist und wenn die Sache Freude macht.

Wenn Sie herausbekommen wollen, welche Verhaltensweisen Ihnen guttun, dann können Sie es mal mit einem Ernährungstagebuch probieren. So sehen Sie schwarz auf weiß, was richtig läuft bei Ihrer Ernährungsweise und was nicht so günstig ist. Ganz wichtig: Das Thema Essen sollte nie zu einem Zwang werden, sondern Ihren Alltag auf eine positive und kreative Art und Weise bereichern.

Ernährungstagebuch

Beobachten Sie einmal ein, zwei oder drei Tage ganz genau, was Sie wann essen. Nehmen Sie sich die Zeit, es lohnt sich. Sie brauchen dafür nur ein Notizbuch (für jeden Tag wird eine Seite reserviert) oder Sie schreiben in Ihr Smartphone. Und so geht's:

1. Notieren Sie jeweils den Zeitpunkt, wann Sie essen und was genau; und natürlich auch, was Sie an Kalorienhaltigem (also Schorle, Smoothie, Bier etc.) trinken. Am besten machen Sie das, sobald Sie etwas zu sich genommen haben, sonst vergessen Sie es. Zum Beispiel so:
   - 8 Uhr: Kaffee schwarz;
   - 10.00 Uhr: Brötchen mit Butter, Schinken und Käse, Latte macchiato mit Kuhmilch, ½ Apfeltasche;
   - 11 Uhr: 0,25 l Cola (Zero) etc.

2. Notieren Sie, wie es Ihnen vor dem Essen oder Trinken ging und wie Sie sich danach gefühlt haben. Versuchen Sie zu erspüren, wie sich bestimmte Speisen auf Ihre geistige und körperliche Verfassung auswirken. Überprüfen Sie eine Stunde nach einer Mahlzeit, wie es Ihnen geht und ob Sie hungrig oder noch satt sind.

3. Halten Sie morgens nach dem Aufstehen fest, wie gut Sie nach dem Abendessen schlafen konnten und ob Sie leicht aus den Federn gekommen sind.

4. Welche Mahlzeiten machen Sie müde, welche wirken belebend und energetisierend?

5. Sie werden schnell erkennen, was Ihnen guttut und was nicht! Notieren Sie dann jeden Tag Änderungswünsche, mit denen es Ihnen besser geht. Zum Beispiel:
   - Ich trinke Sojadrink statt Kuhmilch, weil ich so kein Bauchweh mehr habe.
   - Ich trinke nur ungesüßte Getränke oder verwende gesunde Ersatzzucker wie Stevia oder Erythrit.
   - Ich achte bei jeder Mahlzeit auf ausreichend Eiweiß, damit ich länger satt bin.
   - Ich esse jeden Tag 30 Gramm Ballaststoffe.
   - Ich esse abends nur Gemüse mit oder ohne Eiweißbeilage, weil ich so besser schlafe.

Üben Sie dann jede Gewohnheit, eine nach der anderen, in Ihrem Tempo ein. So ist es aus ernährungspsychologischer Sicht am wirkungsvollsten.

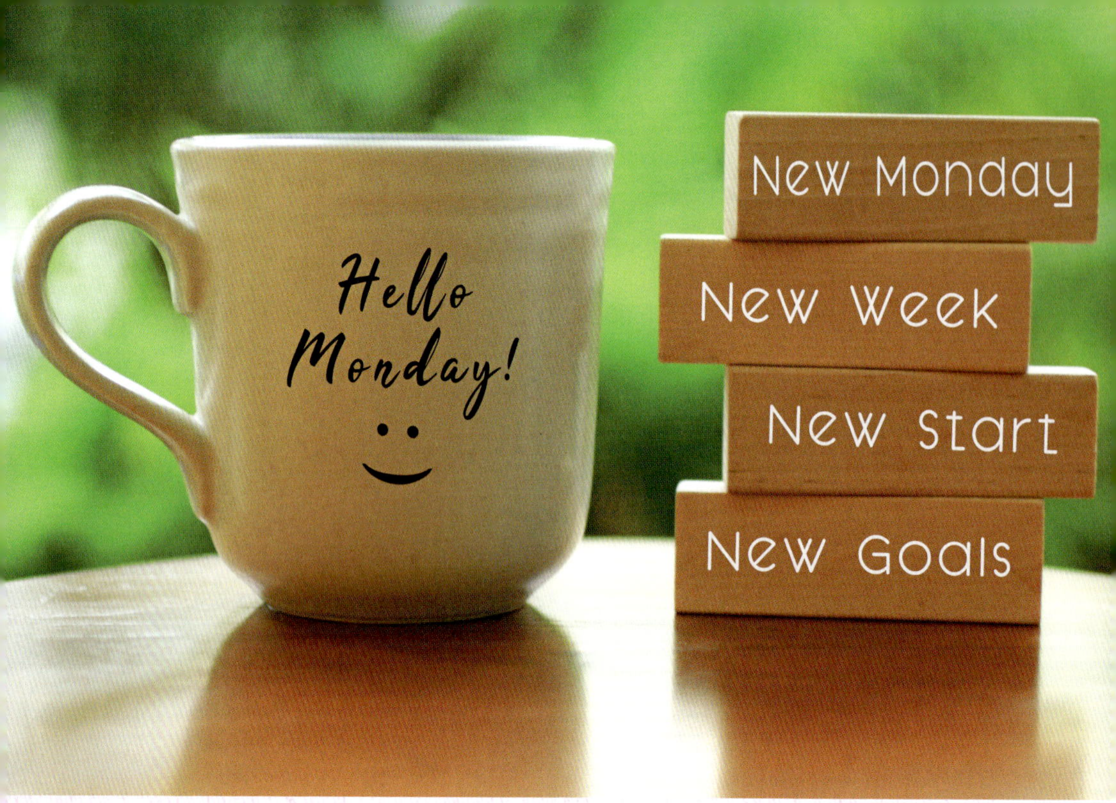

Jeder Neuanfang ist schwer, und doch gehört es zum Leben, neu anzufangen, manchmal freiwillig und oft auch notgedrungen, weil wir eine Beziehung beenden, eine schwere Krankheit den Alltag verändert oder wir liebgewonnene Gewohnheiten aufgeben wollen, die sich als ungesund für uns erwiesen haben. Dabei sollten wir nicht unterschätzen, was so ein Neuanfang mit uns macht: Wer zurück auf Start geht und neue Lebenswege einschlägt, muss gleichzeitig Altes hinter sich lassen, Trauer zulassen und damit Raum für den Neubeginn schaffen. Fasten kann bei diesem psychischen Prozess helfen. Es kann wie beim Skispringer die Rampe sein, von der aus wir uns in die Lüfte schwingen. Indem wir auf überflüssiges Essen verzichten und Belastendes ausscheiden, schaffen wir Platz in jeder Körperzelle. Deshalb fühlen wir uns auf einmal so beschwingt, spüren neue Kraft in unserem Körper, ja haben sogar das Gefühl, Bäume ausreißen zu können. Hinzu kommt ein schöner Nebeneffekt: Wenn es Ihnen gelingt, Ihr Fastenprogramm durchzuhalten, werden Sie stolz auf sich sein. Das stärkt das Selbstbewusstsein und der Körper belohnt Sie dafür, indem er schon nach wenigen Fastentagen mehr Glückshormone (Serotonin) ausschüttet – ganz ohne Schokolade, Pralinen oder Schwarzwälder Kirschtorte: Sie fangen an zu strahlen!

Nun sagen Sie sich vermutlich: Alles schön und gut, aber diese schlechten Gewohnheiten haben sich ins Gehirn eingebrannt. Das ist doch gerade beim Essen so, etwa wenn man automatisch abends beim Krimigucken zu Chips, Keksen oder dem Glas Rotwein greift. Wie also soll mir so ein Neuanfang wirklich gelingen, ohne dass ich nach wenigen Tagen in alte Verhaltensmuster zurückfalle? Das Gehirn bevorzugt nun mal die eingefahrenen und nicht die neuen Wege. Doch glauben Sie mir, der Sprung vom alten ins neue Leben ist wirklich zu schaffen, wenn Sie sich vergegenwärtigen, dass dafür manchmal hohe Hürden zu überwinden sind. Deshalb nehmen Sie sich Zeit zum Innehalten und stellen Sie sich ganz einfache Fragen:

» Was will ich aufgeben? Was war gut, was war schlecht daran?
» Warum fällt es mir möglicherweise so schwer, eine bestimmte Altlast endgültig hinter mir zu lassen?
» Muss ich mit jemandem ein klärendes Gespräch führen, einer Person danken?
» Gibt es ein Ritual, um das, was für das alte Leben steht, verschwinden zu lassen? Etwa indem Sie es auf Papier schreiben und dann im Kaminofen oder beim nächsten Grillabend im Garten dem Feuer übergeben?
» Was will ich in Zukunft anders machen? Mit welchen positiv besetzten Bildern lässt sich dies verbinden?

Haben Sie sich diesen Fragen gestellt, gilt es einfach neu anzufangen, jeden Tag den inneren Schweinehund zu überwinden, bis die neuen (Ess-)Gewohnheiten selbstverständlich geworden sind.

Probieren Sie es einfach! Es lohnt sich.

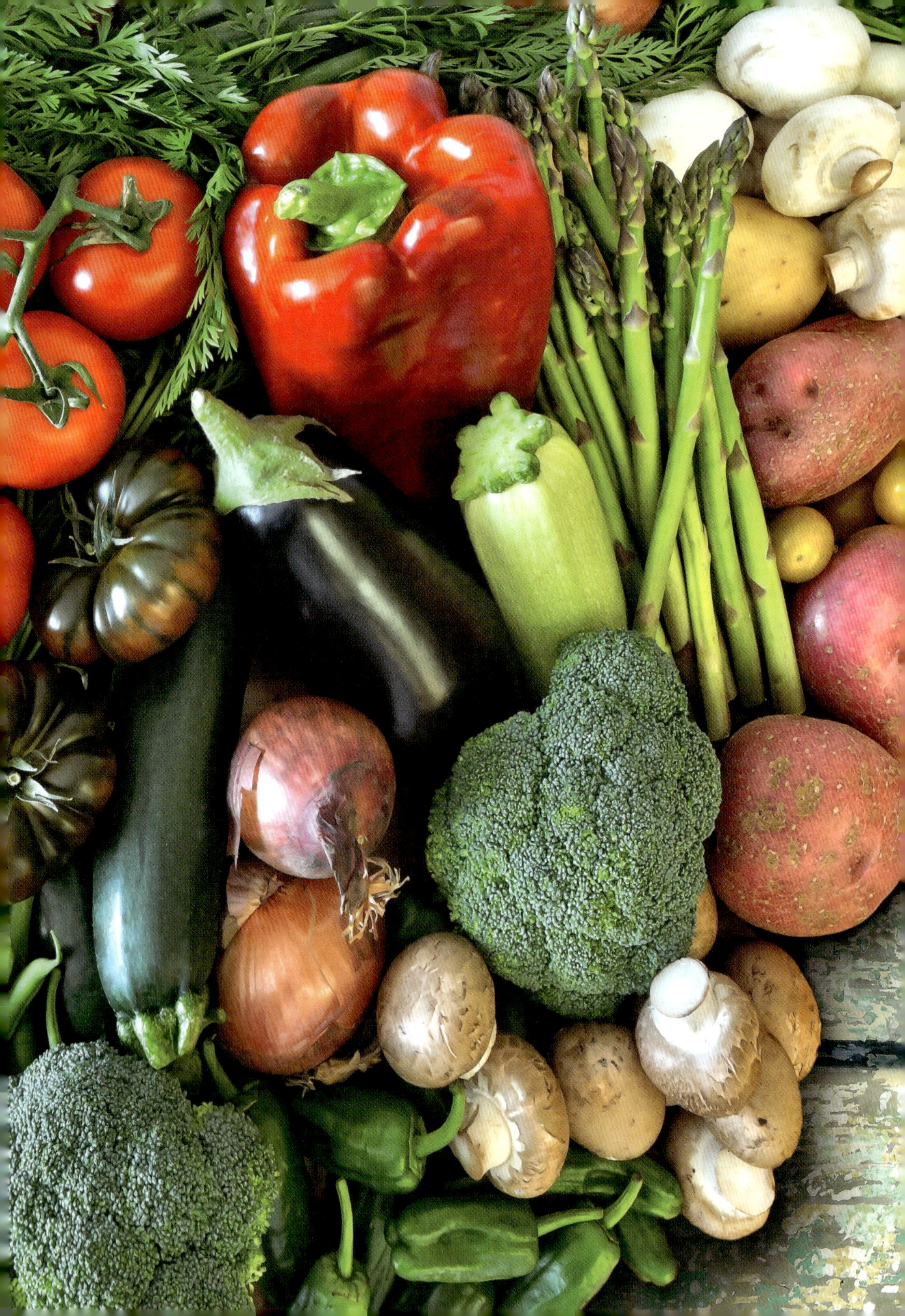

Intervallfasten Schritt für Schritt

» Für jeden das Richtige: die unterschiedlichen Formen des Intervallfastens
» Sanfter Einstieg in das Kurzzeitfasten
» Antworten auf die häufigsten Fragen rund ums Intervallfasten

Wenn Sie in Intervallen fasten, berücksichtigen Sie Ihren biologisch bestimmten Essrhythmus und versorgen – anders als beim echten Fasten – den Körper sehr wohl mit Nahrung, nur eben in definierten Zeitabständen. Hier erfahren Sie, wie Sie das am besten machen und wie Sie Ihren Körper darüber hinaus unterstützen können.

Esspausen für jeden Typ

Beim Intervallfasten gibt es verschiedene Varianten, die ich Ihnen im Folgenden vorstelle. Jede der Methoden hat ihre Vor- und Nachteile – je nachdem, was Sie damit erreichen möchten und wie Ihr Alltag aussieht. Wenn Sie starkes Übergewicht haben und viele Kilos verlieren und außerdem Ihre Blutwerte verbessern möchten, sind strengere Methoden sinnvoller, als wenn es erst mal um ein bis drei Kilo geht oder darum, Ihr Wunschgewicht zu halten. Das Praktische dabei: Eine der Methoden des Intervallfastens werden Sie garantiert ohne große Probleme in Ihren Arbeits- und Familienalltag einflechten können. Vielleicht müssen Sie erst ein bisschen experimentieren, bis Sie die ideale Form für sich gefunden haben. Das ist auch der Grund, warum ich Ihnen in diesem Buch nicht DIE Methode vorgebe, sondern Ihnen alle vorstelle, denn wie gesagt, nicht jede eignet sich für jeden.

Das Einzige, was für alle Methoden gleichermaßen gilt: Es ist wichtig, sich in den Essensphasen nicht zu überessen und in den Fastenphasen genug Wasser und Tee zu trinken, denn so wird das Hungergefühl reduziert. Außerdem können Sie bei Schwächegefühlen jederzeit Ihr Fastenvorhaben abbrechen oder das Ganze ein wenig abmildern, indem Sie zusätzlich zu Wasser und Tee eine Gemüsesuppe zu sich nehmen oder einen Smoothie oder beides. Nicht jede Woche hat man die gleiche Energie fürs Durchhalten. Seien Sie gut zu sich, passen Sie aber dennoch auf, nicht zu viele Ausnahmen von der Regel zu machen, damit Ihnen das Intervallfasten auch wirklich etwas bringt.

Intervallfasten, in welcher Form auch immer, ist einfach, alltagstauglich und kommt für alle Menschen infrage, die im Prinzip gesund sind, dauerhaft Kilos loswerden wollen und keine Lust haben, nach Diätplänen zu leben. Auch wer etwas gegen Bluthochdruck und für seinen Cholesterinspiegel tun oder sich einfach besser fühlen möchte, fährt mit dieser Methode gut. Bestimmte Varianten (zum Beispiel 16:8) lassen sich problemlos und langfristig in den Alltag integrieren. Diabetiker sollten im Vorfeld diese Fastenform mit ihrem Arzt besprechen. Nicht geeignet ist das intermittierende Fasten bei einer Essstörung oder Adipositas.

Auf einen Blick

Sie können wählen zwischen zwei grundlegenden Modellen des Intervallfastens:
Time Restricted Eating (TRE) beinhaltet mehr oder minder große Zeitabstände innerhalb eines Tages, während denen gegessen werden darf, und das intermittierende Fasten, bei dem immer wieder 24-Stunden-plus gefastet wird. Phasen der Nahrungsaufnahme wechseln sich mit – längeren – Phasen des Fastens ab.
Diese Methode lässt sich in sehr unterschiedlichen Varianten durchführen: Während man beim Time Restricted Eating 14, 16 oder auch 18 Stunden Pause macht, nimmt man zum Beispiel bei der Warrior-Diät während der Essensphase immer nur eine Mahlzeit zu sich.
Alternate Day Fasting (ADF): Hierbei folgt ein »Esstag« auf einen »Nicht-Esstag« – etwa bei der Bernhard Ludwig'schen 10in2-Methode. Auch wenn für viele Methoden im Labor positive Effekte nachgewiesen werden konnten, sind nur wenige dieser Varianten auch in klinischen Untersuchungen hinsichtlich ihrer Gesundheitswirkungen ausreichend untersucht. Die Variante 10in2 konnte in der 2019 publizierten INTERFAST-Studie die Vorteile des Fastens belegen.

Beim Intervallfasten nimmt man während der Essenspausen nur energiefreie Getränke zu sich (Wasser, ungesüßte Tees, Gemüsebrühe oder schwarzen Kaffee). Und immer darauf achten, in den Essensphasen nicht kompensatorisch zu essen – also mehr als sonst.
Im Gegensatz zu anderen Fastenformen kann und soll das Intervallfasten als Langzeiternährungsform angewendet werden.
Wichtig: Bei Vorerkrankungen wie niedrigem Blutdruck, Stoffwechselbeschwerden, chronischen Leiden oder einer Krebserkrankung bitte erst den Arzt fragen.

Intervallfasten ist eine der Ernährungsmethoden, die aktuell am intensivsten beforscht werden. Bereits im Tierversuch konnten positive Stoffwechseleffekte wie Gewichtsverlust und Verbesserung des Gesamtbefindens gemessen werden. Insbesondere die Blutfett- und Blutzuckerwerte bessern sich[4, 5, 6].

Zudem sind beim intermittierenden Fasten keine unangenehmen Nebenwirkungen wie Erschöpfungsgefühle, Kopfschmerzen oder gar Depressionsattacken zu befürchten, da der Körper nicht so belastet wird wie etwa beim Heilfasten. Durch die unterschiedlich langen Intervalle beim Fasten kann man den Körper nach und nach an ein normales, gut aushaltbares Hungergefühl gewöhnen.

Das Kurzzeitfasten ist kompatibel mit allen Ernährungsformen (von vegan bis Allesesser) und flexibel in der Handhabung. Man braucht sich an den Esstagen nichts zu verbieten. Darüber hinaus spart die Methode Geld, da man weniger einkaufen muss.

Allerdings können die Hungergefühle an den Fastentagen anfangs heftig sein. Für »Zwischendurchesser« sind auch die stundenweisen Fastenpausen mühsam. Zu Beginn können, insbesondere bei längeren Fastenpausen, Stimmungsschwankungen und Kreislaufprobleme auftreten. Bei zu wenig körperlicher Aktivität und zu geringer Eiweißaufnahme an den Esstagen (1–1,2 Gramm pro Kilogramm Körpergewicht) kann es zum Muskelabbau kommen.

Sie finden bei den einzelnen Intervallfastenmethoden im Anschluss immer eine Empfehlung, für wen diese am besten geeignet ist. Letztlich entscheidet aber Ihr Bauchgefühl, was Sie am meisten anspricht und was Sie am besten in Ihren Alltag integrieren können.

Kurzzeit-Esspausen

Meine Empfehlung zum Einstieg wäre folgende: Fangen Sie damit an, Essenspausen von fünf Stunden zwischen Ihren drei Hauptmahlzeiten einzulegen. Keine Snacks zwischendurch.

Dieser Zeitraum entspricht unseren biologischen Stoffwechselbedürfnissen, wie Chronobiologen nachweisen konnten. Für die aktuellsten Forschungen zur inneren Uhr im Körper erhielten Jeffrey C. Hall, Michael Rosbash und Michael W. Young 2017 den Nobelpreis für Medizin und Physiologie. Ihre Entdeckungen erklären, wie Pflanzen, Tiere und Menschen ihre biologischen Rhythmen so anpassen, dass sie mit der Erdrotation übereinstimmen. Die innere Uhr ist auf vielfältige Art und Weise in unsere komplexe Physiologie eingebettet; sie bestimmt den Takt unseres Lebens, und zwar in jedem Augenblick. Sie sagt an, wann wir müde oder hungrig und wann wir fit und leistungsfähig sind und die besten Entscheidungen treffen können. Gesteuert wird der Taktgeber durch Licht und Dunkelheit – aber nicht nur. Auch der Rhythmus der Mahlzeiten scheint ihn zu beeinflussen. Dazu gehören mehrstündige Essenspausen zwischen größeren Mahlzeiten und die längere Fastenphase während des Nachtschlafs. Eine längere Fastenzeit zwischen den Mahlzeiten gibt dem Stoffwechsel Zeit, vom Speicher- in den Verarbeitungs- und Verbrennungsmodus umzuschalten. Das zeigte eine bereits im Jahr 2012 veröffentlichte Studie des Salk Institute for Biological Studies. Dadurch reduziert sich unter anderem die Produktion von Cholesterin und Glukose, gleichzeitig wird die Fettverbrennung hochgefahren. Das bekommt nicht nur der Leber und verringert die Gewichtszunahme, es sorgt auch dafür, dass verstärkt Reparaturprozesse im Körper durchgeführt werden.

Auf diese Weise hat der Organismus ausreichend Zeit für den Verdauungs- und Verwertungsprozess. Der Blutzucker- und Insulinspiegel kann vor der nächsten Mahlzeit komplett absinken und es kommt zu einem gesunden Hungergefühl. Der Körper ist jetzt wieder bereit, frische Nährstoffe für die nächste Tageshälfte oder die kommende Nacht aufzunehmen. Wird hingegen zwischendurch gegessen, sorgen vor allem schnell verwertbare Kohlenhydrate für Heißhungerattacken.

Kurzzeitessenspausen von fünf Stunden sind ideal für Mütter mit kleinen Kindern, Schulkinder, Jugendliche und junge Erwachsene, Senioren, Menschen im Schichtdienst und für alle Intervallfasteneinsteiger.

So halten Sie durch

Essenspausen sind am Anfang nicht immer einfach, wenn Sie es gewohnt sind, um halb elf eine Latte macchiato zu trinken, das unterwegs gekaufte Sandwich zu verzehren oder den mitgebrachten Obstsalat zu löffeln und gegen 15.30 Uhr ein süßes Teilchen zu essen, um dem Nachmittagstief zu entkommen. Trinken Sie jetzt stattdessen ein schöne Tasse Tee aus Ihren Lieblingskräutern (und nach Belieben ein bisschen Honig oder Stevia) und genießen Sie ihr Aroma. Diese fünfstündigen Esspausen sind auch ein guter Anfang, um sich an gesündere Essgewohnheiten zu gewöhnen und (wieder) ein normales Hungerfühl zu bekommen, das sich oft durch das viele Snacken verflüchtigt hat. Auf diese Weise entkommen Sie dem Teufelskreis aus häufigem in kurzen Abständen essen, in die Höhe schießenden und schnell wieder absinkenden Blutzucker- und Insulinwerten – und erneutem Hungergefühl, bevorzugt auf Süßes und Fettiges. Sie trainieren also durch die Essenspausen Ihren Organismus, den Blutzuckerspiegel besser im Gleichgewicht zu halten und keinen Heißhunger auf Käsebrötchen oder ein Stück Torte zu entwickeln. Die Chance, bei drei Hauptmahlzeiten, die in Sachen Biorhythmus ideal für uns sind, das Doppelte zu essen, statt einfach nur genug, bis Sie satt sind, ist daher relativ gering. Wenn Sie lediglich Ihr Gewicht halten wollen, genügt diese Form des Intervallfastens in Verbindung mit einer kohlenhydratreduzierten Kost (vor allem abends) in der Regel schon.

Wenn Sie allerdings ein paar Pfunde nachhaltig loswerden möchten, heißt es, ein bisschen weiter zu gehen: indem Sie die Nahrungszufuhr konsequent für 14 bis 16 Stunden über Nacht unterbrechen.

Um 16 Stunden auf Nahrung zu verzichten, dürfen Sie also um 17 Uhr zum letzten Mal etwas zu sich nehmen und erst am nächsten Tag ab 9 Uhr wieder etwas essen. Klingt gar nicht so schlimm, oder?

Wenn Sie allerdings bis 18 Uhr arbeiten und die Abendmahlzeit mit Ihrem Partner und/ oder den Kindern einfach dazugehört, ist das sicher nicht der beste Weg. Dann essen Sie eben um 20 Uhr und lassen am nächsten Tag das Frühstück aus und essen erst wieder um 12 Uhr mittags. Wie oft Sie das machen – einmal die Woche oder öfter –, entscheiden Sie, je nachdem, wie viele Kilos Sie verlieren möchten. Diese Methode funktioniert aber nur, wenn Sie in der verbleibenden Essensphase von acht Stunden nicht ständig essen, sondern zwei möglichst leichte Hauptmahlzeiten zu sich nehmen und Ihre letzte Mahlzeit keine Kohlenhydrate enthält, um den Insulinspiegel in der Nacht möglichst flach zu halten.

Erst im dritten Schritt würde ich Ihnen raten, die intensiveren Varianten zu praktizieren, also zum Beispiel mit einem ganzen Fastentag pro Woche anzufangen und dann noch einen zweiten einzulegen oder gar im 24- oder 36-Stunden-Wechsel zu essen und zu fasten.

Zugegeben, das ist am Anfang nicht einfach. Gut genährte Menschen werden durch ihren durcheinandergeratenen Insulinhaushalt nach einer Mahlzeit unweigerlich sehr bald wieder hungrig. Sie brauchen deshalb ein bisschen Geduld: Nach einem Monat, das zeigen zumindest Erfahrungswerte, fällt es ihnen leichter, mehr als nur fünf Stunden auf Nahrung zu verzichten.

Die **Fasting Mimicking Diet (FMD)** (»Scheinfasten«-Diät) wurde von Valter Longo erfunden. Sie bietet die positiven Effekte des Fastens, ohne dass man wirklich hungern muss. Denn bei der fünftägigen Kur darf man 750 bis 1100 Kalorien in Form von Gemüsesuppen, Nussriegeln, Oliven und Kräutertees zu sich nehmen. Eine Studie, die Longo zusammen mit Andreas Michalsen veröffentlicht hat, bestätigt die Vorteile der FMD. Wer sie ausprobieren will, kann eine Foodkiste zum Preis von 199 Euro pro Woche bestellen (über ProLon), mit der man angeblich 2 Kilo pro Woche abnehmen kann. Um das Gewicht zu halten, wird im Anschluss eine mediterrane Ernährungsweise (viel Hülsenfrüchte, Gemüse, Olivenöl, ab und zu Fleisch und Fisch) empfohlen.

Die richtige Ernährung

So schön es auch wäre, Sie kommen nicht darum herum, grundsätzlich auf Ihre Ernährung zu achten. Ansonsten mündet Fasten schnell in einer Essstörung. Wenn Sie nach dem Fasten – egal, bei welcher Methode – besonders viel essen, um einen Ausgleich fürs Hungern am Vortag zu haben, unterlaufen Sie Ihre Bemühungen abzunehmen. Besser ist es, sich an den Esstagen möglichst gesund zu ernähren, um stark zuckerhaltige Produkte einen großen Bogen zu machen und die Kohlenhydratzufuhr aus Reis, Weißmehl und Nudeln zu verringern. Das trägt dazu bei, die Blutzucker- und Insulinwerte niedrig zu halten und den Körper dazu zu bewegen, verstärkt Energie aus der Verbrennung von Speicherfetten zu gewinnen. Der Körper wird dann gewissermaßen wieder in einen steinzeitlichen Sparmodus versetzt und stellt sich auf längere Essenspausen ein.

Egal, für welche Variante des Intervallfastens Sie sich letztlich entscheiden: Hat sich Ihr Körper einmal auf das Prinzip des Wechsels zwischen Essen und Nichtessen eingestellt, nimmt er in den essfreien Perioden trotzdem Nahrung zu sich – nur holt er sich die jetzt aus den eigenen Fettreserven und greift nicht mehr auf Zucker in der Leber zurück. Wenn Sie in den Fastenphasen nun Hungergefühle plagen, sollten Sie sich deshalb immer vorstellen, dass Sie sich etwas Gutes tun, wenn Sie noch ein bisschen durchhalten. Außerdem wissen Sie ja, dass Sie – je nach Methode – in wenigen Stunden oder schon am nächsten Tag wieder normal essen dürfen und keine schier endlose Zeit der Kasteiung vor Ihnen liegt. Auch diese Vorstellung macht es meist leichter, nicht vorzeitig aufzugeben. Haben Sie die Essenspause durchgehalten, stärkt das Ihr Selbstbewusstsein. Sie fühlen sich einfach besser! Soweit der kurze Überblick. Im Folgenden stelle ich Ihnen die gängigsten und erfolgversprechendsten Intervallfastenmethoden vor.

Das tägliche Fasten

Diese Art des Fastens fällt besonders Einsteigern leicht: Sie bedeutet, täglich Fastenperioden von 16, 18 oder auch 20 Stunden einzulegen. Somit darf man während eines Tages acht, sechs oder vier Stunden essen. In der übrigen Zeit gibt es dagegen weder kalorienhaltige Getränke noch feste Speisen. Nun sollten Sie aber in diesen vier bis acht Stunden natürlich nicht permanent Nahrung zu sich nehmen, besser sind zwei Mahlzeiten. Dabei sollten Sie auf jeden Fall darauf achten, maßvoll zu essen.

8:16-Methode

Wenn Sie in acht Stunden drei Hauptmahlzeiten zu sich nehmen und dann 16 Stunden fasten wollen, dann nehmen Sie die erste Mahlzeit um 8 Uhr morgens ein. Die darf auch kohlenhydratreicher sein (Müsli oder Brot oder Obst), weil Sie jetzt aktiv sind und Ihr Gehirn und Ihre Muskeln den aufgenommenen Zucker bis zum Mittagessen verbrennen können (Rezeptvorschläge ab Seite 95). Nach knapp vierstündiger Essenspause dürfen Sie das Mittagessen um 12 Uhr zu sich nehmen – hier können ebenfalls gerne Kohlenhydrate und wenige gesunde Fette sowie Eiweiß- und Ballaststoffreiches auf dem Teller sein. Die letzte, möglichst leichte, ballaststoff- und eiweißreiche Mahlzeit (gegrilltes mageres Fleisch oder gegrillter Fisch mit reichlich Gemüse oder Salat) folgt dann bereits um 16 Uhr. Das Abendessen, das hierzulande üblicherweise zwischen 19 und 21 Uhr eingenommen wird, wird also wesentlich weiter nach vorn gezogen. Nun wird gefastet bis zum Frühstück am nächsten Tag um 8 Uhr. So fahren Sie für den Rest der Woche fort. Die richtige Zusammenstellung des Essens, vor allem aber die lange Essenspause vom späten Nachmittag bis zum Morgen sorgen dafür, dass Sie Ihr Gewicht zumindest halten bzw. langsam, aber sicher abnehmen.

Geeignet für Familienmenschen mit Kindern, für die ein fester Mahlzeitenrhythmus günstig ist. Die Essenszeiten für die Kinder lassen sich an deren Zeitpläne anpassen.

6:18-Methode

Sie wollen sechs Stunden essen und 18 Stunden fasten. Dann nehmen Sie die erste Mahlzeit, wie etwa ein spätes Frühstück oder ein frühes Mittagessen, um 11 Uhr vormittags ein. Nach knapp fünf Stunden Pause, also um 16 Uhr, gibt es das Abendessen. Gefastet wird demnach von etwa 17 Uhr bis zum nächsten Tag um 11 Uhr. Die dritte Mahlzeit fällt somit gänzlich aus, ebenso wie das Bier oder der Wein, die oft gern am Abend getrunken werden. Man spricht deshalb vom Abendfasten (Dinner-Cancelling). Es wird von vielen Experten empfohlen, denn diese Verlängerung der nächtlichen Fastenzeit entspricht offenbar am ehesten dem biologischen Rhythmus des menschlichen Körpers. Es fällt uns leichter, die Nacht hindurch bis zum Morgen zu fasten und die erste Mahlzeit erst etwa sechs Stunden nach dem Aufstehen zu uns zu nehmen. Das Abendfasten soll die Bauchspeicheldrüse und den Insulinspiegel entlasten und damit die Gewichtsabnahme fördern und die Schlafqualität verbessern. Darüber hinaus soll es auch den Alterungsprozess verlangsamen, wobei die Studienlage hier widersprüchliche Ergebnisse zeigt.

Geeignet für alle Erwachsenen, die sich schon an die Essenspausen gewöhnt haben und es mit einem längeren Intervall probieren möchten. Auch viele Sportler setzen auf diese Methode. Dabei kommt es aber darauf an, welchen Sport man treibt – ob es sich um

Ausdauer- oder Kraftsport handelt. An Ausdauer-Tagen sind Kohlenhydrate wichtiger als Fett. An den Tagen, an denen man Muskeln aufbaut, sollte der Fettanteil der Speisen den Kohlenhydratanteil übersteigen, ohne dass jeweils die Proteinaufnahme vernachlässigt wird (siehe ab Seite 68).

Geeignet für fortgeschrittene Einsteiger, denen Essenspausen keine Probleme mehr machen, für Berufstätige, Singles und Paare, für Schichtarbeiter, Sportler, Senioren und Familienmenschen, denen es nichts ausmacht, morgens den Kindern ein Frühstück zu machen und selbst noch nichts zu essen.

16:8-Methode

Dies ist eine etwas striktere Form von **8:16,** bei der man entweder das Frühstück oder das Abendessen ausfallen lässt und über einen Zeitraum von 16 Stunden komplett auf Energiezufuhr verzichtet. Diese Form des Time Restricted Eatings wird von dem Arzt und Moderator Eckart von Hirschhausen empfohlen und erreichte als »Hirschhausen-Diät« in Deutschland große mediale Aufmerksamkeit. Tatsächlich scheint diese Fastenform ideal für all jene zu sein, für die Heilfastenkuren zu aufwendig sind. So schenken sie ihrem Körper eben jeden Tag ein wenig Aufmerksamkeit – und Zeit.

Auch gemäßigtere Formen wie **14:10** oder **15:9** können ausprobiert werden. Ein angenehmer Nebeneffekt: Der Körper hat nachts weniger mit der Verdauung zu tun, man schläft besser und verschläft die lange Hungerpause, die man tagsüber nicht so einfach aushalten würde.

Auch chronobiologische Mechanismen, die eine wichtige Rolle für die positiven Effekte des Intervallfastens spielen, werden nur mit der 16:8-Methode bedient.

4:20-Methode

Sie wollen nur vier Stunden essen und 20 Stunden fasten. Dann bleibt tatsächlich nur noch Zeit für eine Mahlzeit am Tag. Idealerweise besteht diese aus reichlich Ballaststoffen (Gemüse oder Salat) mit etwas hochwertigem Fett (zum Beispiel Walnuss- oder Leinöl) und hochwertigem Eiweiß (entweder vegetarisch aus Lupinen, Hanf oder Soja oder nichtvegetarisch aus Eiern, Käse oder magerem Fleisch). Sie nehmen sie am besten am späten Nachmittag gegen 16 Uhr ein, dann können Sie am nächsten Tag um 12 Uhr mittagessen. Diese Fastenzeit ist ideal als Übergang zum ganztägigen Fasten (24 Stunden), wie es beim wöchentlichen Fasten praktiziert wird (siehe ab Seite 54).

Ori Hofmekler hat für diese Intervallfastenmethode die Warrior Diet, die Krieger-Diät, entwickelt. Was steckt dahinter? Bei dieser Variante gibt es einen genauen Ernährungsplan: So dürfen Sie in der 20-Stunden-Nichtesszeit, je nach Bedarf, etwas rohes Gemüse, Obst, frische Säfte und ein paar kleine Portionen Eiweiß wie etwas Quark, Buttermilch oder auch ein bis zwei (Bio-)

Eier zu sich nehmen, was das Durchhalten erleichtert. Dem Körper soll auf diese Weise signalisiert werden, dass er jederzeit zum Kampf oder zur Flucht bereit sein muss – wie in Urzeiten, wenn man als Jäger vor Mammut oder Säbelzahntiger stand –, sodass die verstärkte Verbrennung von Fett in Gang gesetzt wird. Das vier Stunden lange »Essfenster« wiederum soll laut Hofmekler abends offen stehen, damit die Verdauungsaktivitäten in der Nacht erhöht werden. Hofmekler setzt dabei auf eine klare Essreihenfolge: zuerst Gemüse, Eiweiße und Fett, danach bei anhaltendem Hungergefühl auch wenig Kohlenhydrate. Auf jeden Fall soll man viel essen. Nicht umsonst heißen die beiden Phasen im Original »undereating« und »overeating«.

Ein Programm, das für Kontrollfreaks und vor allem Männer wie geschaffen ist. Wer am Abend beim Essen und erst recht zusammen mit Freunden oder der Familie keine strengen Regeln einhalten will oder wer seinen Magen-Darm-Trakt nachts nicht mit Verdauen beschäftigen möchte, dürfte mit dieser Diät allerdings so seine Schwierigkeiten haben.

Das wöchentliche Fasten

Auch beim wöchentlichen Fasten gibt es verschiedene Varianten: Man kann zum Beispiel an einem Tag pro Woche nichts essen oder an zwei Tagen.

1:6-Methode

Angenommen, Sie suchen sich den Mittwoch als Ihren Fastentag aus, weil das der Tag in der Woche ist, an dem Sie am meisten zu tun haben und deshalb am besten abgelenkt werden – oder auch, weil das der Tag ist, der Ihnen erfahrungsgemäß am wenigsten Stress bringt und Sie aus diesem Grund gut durchhalten werden –, das ist bei jedem Menschen anders (siehe Fragen und Antworten Seite 59). In diesem Fall dürften Sie am Dienstag noch den ganzen Tag bis 19 oder 20 Uhr essen. Ab diesem Zeitpunkt fasten Sie dann den gesamten Mittwoch bis Donnerstag um 7 oder 8 Uhr morgens, also insgesamt 36 Stunden.

Geeignet für Menschen, die genug Disziplin haben, um einen Tag lang nichts zu essen. Wahrscheinlich ideal für Singles oder Eltern von großen Kindern, die sich allein verpflegen. Ideal für den Einstieg in 2:5.

2:5-Methode

Sie suchen sich zwei Tage in der Woche zum Fasten aus. Wichtig ist, dass mindestens ein normaler Esstag zwischen den Fastentagen liegt, besser noch zwei. Angenommen, Sie wählen den Montag und den Donnerstag. Dann dürften Sie am Sonntag bis 19 oder 20 Uhr noch essen und legen dann bis zum Dienstag um 7 oder 8 Uhr morgens eine 36-stündige Essenspause ein. Am Dienstag essen Sie normal (möglichst nur drei »vernünftige« Mahlzeiten mit fünfstündigen Pausen dazwischen), am Mittwoch ebenfalls, aber an diesem Tag hören Sie wieder nach dem Abendessen um 19 oder 20 Uhr mit dem Essen auf bis Freitag früh.

Immer geht es bei dieser Fastenform darum, die Aufnahme von Kalorien zu senken, ohne die persönlichen Bedürfnisse aus den Augen zu verlieren. Sicher, in den 36-stündigen Essenspausen darf man keine Nahrung zu sich nehmen – außer kalorienfreien Getränken. Wann der ideale Zeitpunkt ist, mit dem Fasten zu beginnen und dann wieder zu essen, sollte jeder für sich selbst herausfinden (siehe Fragen und Antworten Seite 59). 36 Stunden sind natürlich eine lange Zeit, wobei Sie die beiden Nächte, die in die 36 Stunden einfließen, ja streng genommen nicht bewusst fasten, sondern schlafen. Dennoch kann es sich sehr lang anfühlen und von daher ist es besser, wenn Sie langsam anfangen, so lange wie es eben geht, und dann die Fastenzeit nach und nach steigern, bis die 36 Stunden erreicht sind. Ein weiterer Vorteil: Sie müssen in den Essensphasen keine Kalorien zählen. Trotzdem sollten Sie Maß halten. Ein Stück Kuchen geht sicherlich in Ordnung. An den Esstagen regelmäßig zwei Tüten Chips zu vertilgen ist allerdings zu viel.

Geeignet für Menschen, die mit dem eintägigen Fastenintervall gut zurechtkommen. Bedingt geeignet für Berufstätige, außer man verlegt die Fastentage auf das Wochenende.

Die 5:2-Diät

Wer 36 Stunden erreicht hat, kann es auch mit der 5:2-Diät versuchen. Diese geht auf Michelle Harvie, Ernährungsmedizinerin an der Universität Manchester, zurück (siehe auch Seite 35). Ausgehend von der Erkenntnis, dass Brustkrebs bei Frauen und Übergewicht zusammenhängen können, empfiehlt sie, sich an fünf Tagen in der Woche normal satt zu essen, ohne Kalorien zu zählen. An den beiden übrigen Tagen sollen die Fastenden nicht mehr als etwa 650 Kalorien zu sich nehmen und dabei auf Kohlenhydrate, also auf Nudeln, Kartoffeln, Brot oder Zucker, verzichten. Harvie ist der Überzeugung, dass der Körper mit einer kurzen, eintägigen Fastenzeit besser zurechtkommt und eher Gewicht abbaut als mit einer täglichen Kalorienbeschränkung.

Die Fastentage können Sie frei wählen, sie dürfen bei diesem Konzept zwar durchaus aufeinander folgen, besser ist es aber, Sie verteilen sie wieder auf die Woche, beispielsweise wie auf Seite 54. Da 650 Kalorien schnell verbraucht sind, ist es auch hier wichtig, das Richtige zu essen, um durchzuhalten. Gut geeignet sind Nahrungsmittel, die viele Ballaststoffe und Proteine enthalten, also Obst und Gemüse sowie Fisch. Ob Sie die Kalorien auf eine oder zwei Mahlzeiten verteilen, können Sie selbst entscheiden. Als Hungerdämpfer zwischendurch ist eine selbst gemachte Gemüsebrühe (siehe Seite 28) ideal. Natürlich heißt »sich satt essen« an den fünf übrigen Tagen auch wieder, »sich nicht über ein natürliches Sättigungsgefühl hinaus zu überessen«. Wie üblich ist es aber auch kein Problem, wenn man ausnahmsweise mal etwas weniger gesund oder maßvoll isst.

Gut geeignet für Menschen, die über ein Basis-Ernährungswissen verfügen. Eher ideal für Singles oder Paare ohne Kinder.

Fasten an jedem zweiten Tag (ADF)
Deutlich schwieriger ist es, zumindest für Ungeübte, im 24-Stunden-Wechsel zu fasten und Nahrung zu sich zu nehmen. Auch beim sogenannten Alternate Day Fasting (ADF) gibt es unterschiedliche Formen:

Normales Fasten: Einen Tag fasten, einen Tag essen. Sie essen zum Beispiel am Sonntag nach Belieben bis 20 Uhr und verzichten dafür am Montag komplett auf Kalorien, das heißt, Sie decken dann lediglich Ihren Bedarf an Flüssigkeit durch Wasser und ungesüßten Tee. Am Dienstag essen Sie ab 8 Uhr wieder normal bis 20 Uhr, am Mittwoch wird gefastet, am Donnerstag wird gegessen, am Freitag gefastet, am Samstag gegessen. Wenn Sie im alten Rhythmus weitermachen möchten, legen Sie am Sonntag noch mal einen Esstag ein, bevor es weitergeht wie gehabt. Wenn Sie nichts gegen einen Wechsel der Ess- und Fastentage haben, machen Sie am Sonntag mit dem Fasten weiter (siehe auch Fragen und Antworten Seite 59).

10in2-Methode
Dieses Prinzip propagiert der Ernährungspsychologe und Kabarettist Bernhard Ludwig. Die »1« steht für einen Tag, an dem man essen kann, was man will. Darauf folgt ein »Nuller-Tag«, sprich: am Folgetag wird gefastet. Das »in2« bezieht sich auf die beiden aufeinanderfolgenden Tage, an denen gegessen wird (eine Verkehrung des Wortspiels für »two in one«). Insgesamt fastet man während der beiden Tage 36 Stunden, darf aber im Zeitraum von zwölf Stunden essen. An den 1er-Tagen darf man essen, was man will, am 0er-Tag gibt es nur Wasser, Tee und Kaffee. Am Abend ist auch ein kleines Glas Rotwein oder Bier erlaubt.

Der Jo-Jo-Effekt, der sonst nach einer Diät auftritt, bleibt bei der 10in2-Diät aus, da die Fastenperiode so kurz ist, dass der Körper noch nicht in den Energiesparmodus wechselt.

Ludwig empfiehlt für die Essenstage drei Mahlzeiten, warnt aber davor, die Verluste durch größere Essensmengen auszugleichen. Auch die üblichen Ratschläge zu gesunder Ernährung und ausreichender Flüssigkeitsversorgung sowie körperlicher Aktivität gehören zum 10in2-Paket. Eine Studie des Instituts für molekulare Biowissenschaften bestätigt die positiven Wirkungen des Konzepts für nicht-adipöse Erwachsene. Eine Gewichtsreduktion von 3,5 Kilogramm nach vier Wochen sei demnach möglich, zudem eine Verbesserung der Blutdruckwerte. Da sich bei den Teilnehmern ein Anstieg der Ketonkörper auch über die Essensphasen hinweg sowie ein Absinken des Schilddrüsenhormons T3 nachweisen ließ, gehen die Forscher davon aus, dass sich diese Form des Intervallfastens günstig auf Alterungsvorgänge auswirken kann.[7]

Geeignet für Erwachsene jeden Alters und Berufstätige.

Modifiziertes Fasten: Es geht natürlich auch weniger radikal, indem Sie an den Fastentagen wenig essen und am nächsten Tag ganz normal. Die Up-Day-Down-Day-Diät stammt aus den USA und wurde von Dr. James Johnson erfunden. Um effektiv abzunehmen, isst man am Fastentag kalorienreduziert und am nächsten Tag ganz normal. An den »Fastentagen« verzehrt man in etwa ein Fünftel der »normalen« Kalorienmenge, das sind etwa 400 bis 600 Kalorien, bei Männern etwas mehr als bei Frauen. Infrage kommen dabei auch Shakes, die sich über den Tag verteilt trinken lassen, statt viele kleine Mahlzeiten zu sich zu nehmen. Johnson empfiehlt jedoch, die Shakes nur während der ersten zwei Fastenwochen zu trinken, danach rät er zu kalorienreduziertem Essen, wie es auch bei der 5:2-Diät empfohlen wird. Wer regelmäßig Sport treibt, sollte dies aber möglichst an den Nicht-Fastentagen tun.

Geeignet für Menschen, die über viel Zeit verfügen, denen es nichts ausmacht, Kalorien zu zählen, und die sich mit Eiweißshakes anfreunden können.

Fat-Loss-Forever-Strategie: Nun mag es sein, dass Sie das alles nicht überzeugt, dass Sie ein Mensch sind, der Belohnungen braucht, um sich zu motivieren. Dann kommt für Sie vielleicht die »Fat-Loss-Forever«-Methode, die John Romaniello und Dan Go begründet haben, infrage. Wer fastet, darf sich dabei zusätzlich mit einem »Schummeltag« (englisch: cheat day) motivieren. An diesem Tag dürfen Sie zumindest ein bisschen schlemmen, also essen, was Sie wollen. Danach folgt allerdings eine 36-stündige Fastenperiode, die sicherlich nicht ganz leicht werden dürfte. An den übrigen Wochentagen werden verschiedene Fastenmethoden wie Essenspausen und modifizierte Fastentage kombiniert. Ramoniello und Go raten, für die lange Fastenperiode einen Tag auszuwählen, an dem man sehr beschäftigt ist. Das lenkt von möglichen Hungergefühlen besser ab. Hinzu kommen Trainingseinheiten, die den Fettabbau weiter ankurbeln sollen. Die Vorteile dieses Konzepts liegen auf der Hand: Die nächtliche Ruhephase, in der jeder fastet (wenn sie oder er nicht gerade zu den nächtlichen Kühlschrank-Plünderern gehört), wird verlängert. Den Schummeltag gibt's als Anreiz, das Sieben-Tage-Programm auch durchzuziehen. Aber machen wir uns nichts vor! Vielen dürfte es schwerfallen, sich an den Schummeltagen nicht so richtig den Bauch vollzuschlagen. Maß zu halten ist schwer, wenn man 36 Stunden »Dürrezeit« vor sich hat. Insofern heißt es hier: Daumen runter, da man nicht lernt, sich vernünftig zu ernähren – denn Letzteres ist der Königsweg zum Wohlfühlgewicht.

Positive Effekte und Tücken von ADF

Die Ernährungsmedizinerin Krista Varady hat das Prinzip »Fasten an jedem zweiten Tag« oder ADF in einer Studie intensiv analysiert. Abnehmwillige aßen dabei abwechselnd an einem Tag nur 500 bis 600 Kalorien und am folgenden dann nach Wunsch ohne jede Beschränkung. Die Fastenmahlzeiten sollten die Teilnehmer dabei laut Varady mittags zu sich nehmen, mit langer Nahrungspause bis zum nächsten normalen Tag. Der Effekt war erheblich: Jeden zweiten Tag zu fasten führt pro Woche zu einer Reduktion von bis zu 8000 Kalorien. Logisch, dass dabei die Pfunde purzeln. Die Wissenschaftlerin stellte Gewichtsabnahmen von fünf bis 15 Kilogramm in zwei Monaten fest. Außerdem verbesserten sich die Werte der Teilnehmer beim als ungünstig geltenden LDL-Cholesterin. Ein weiteres Ergebnis: Diejenigen, die an den Fastentagen mehr Fett essen durften, hielten besser durch, fühlten sich wohler und verloren mehr Gewicht. Allerdings ist es schwer, so ein strenges Programm durchzuziehen: Jeder Zehnte schaffte es nicht einmal zehn Tage, durchzuhalten. Ein weiteres Problem: Man kann zwar bei dieser Methode nicht viel falsch machen. Es besteht jedoch die Gefahr, dass man sich an den richtigen Esstagen zu viel auf den Teller legt und sich überisst. Dagegen hilft, sich gut vorzubereiten und Einkauf und Mahlzeiten so zu planen, dass man gar keine Möglichkeit hat, den Kühlschrank leer zu essen.

Eine weniger radikale Variante ist, alternierend zwei Tage zu essen und nur einen Tag zu fasten. Das entspricht aber dann schon der 5:2-Methode (siehe Seite 55), denn in diesem Fall kommen Sie auf nicht mehr als zwei Fastentage die Woche.

Extra: *Fragen & Antworten*

Wie Sie nun wissen, hat das Intervallfasten viele Vorteile: Zahlreiche Studien zeigen, dass Menschen durch diese Methode nicht nur gesünder werden, sondern auch besser langsam an Gewicht verlieren als solche, die jeden Tag die Kalorien zählen und sich einschränken. Sicherlich haben Sie aber noch eine Reihe von praktischen Fragen, bevor Sie mit Ihrer individuellen Fastenzeit anfangen wollen. Die Antworten finden Sie hier:

Sind an den Esstagen beim wöchentlichen Fasten bzw. innerhalb der Essenszeiten beim täglichen Fasten bestimmte Lebensmittel verboten?

Weder müssen Sie bestimmte Magerprodukte oder besondere Diät-Lebensmittel kaufen (die in der Regel nichts helfen), noch müssen Sie bestimmte Lebensmittel weglassen. Selbst Pommes, Ketchup, Pizza, Kekse oder Kuchen sind nicht verboten. Sie können trotzdem abnehmen, denn schon bei zwei Fastentagen die Woche holen Sie die eingesparten Kalorien normalerweise nicht mehr auf. Sie sollten während der Esstage oder -stunden nur nicht hemmungslos schlemmen, um alles vermeintlich Versäumte nachzuholen, da das schlichtweg ungesund ist, und außerdem darauf achten, möglichst wenig Kohlenhydrate wie Brot, Nudeln und Zucker zu sich zu nehmen (siehe Ernährungs-Basics Seite 68).

Viele Fastende berichten, dass sie nach den Fastentagen oder -stunden gar nicht besonders gierig oder »unterzuckert« sind. Fasten trägt eher dazu bei, eine Neigung zu zucker- und fettreichen Nahrungsmitteln abzuschwächen, erst recht, wenn erste Erfolge sichtbar werden. Dann wächst das Bedürfnis, sich gesünder zu ernähren. Hinzu kommt ein psychologischer Effekt: Wer nicht dauerhaft verzichten muss, hat nicht den Drang, bestimmte Lebensmittel zu sich zu nehmen.

Welche Fastentage sind nicht optimal?

Klar, am Wochenende und an Feier- oder Festtagen, an denen Sie eingeladen sind oder andere einladen, ist Fasten ein echter Stimmungskiller. Wenn Sie das im Vorfeld wissen, legen Sie den Fastentag lieber auf einen Werktag oder auf ein Wochenende, an dem Sie sich auf sich konzentrieren können.

Wie lässt sich der Wechsel zwischen Fasten und Essen gut gestalten?

Wenn Sie sich für eine wöchentliche Variante entschieden haben, legen Sie die Fastentage nicht hintereinander! Finden Sie einen Rhythmus, der Ihren persönlichen Bedürfnissen entgegenkommt, zum Beispiel ein Fastentag, drei normale Tage, ein Fastentag, zwei normale Tage. Jede beliebige Kombination ist möglich, ob Montag und Donnerstag oder Dienstag und Freitag. Sie können die Tage nach einer Woche natürlich auch wechseln.

Wenn Sie sich an dem von Ihnen gewählten Tag partout nicht aufraffen können zu fasten, weil Sie sich schlecht oder gestresst fühlen, lassen Sie es lieber sein. Lassen Sie aber nicht zu viele Fastentage ausfallen, um nicht in alte

Muster zurückzufallen. Seien Sie freundlich zu sich, aber bleiben Sie hart, rät der Mediziner und BBC-Journalist Michael Mosley.
Auf Dauer sollten Sie sich in jedem Fall einen Rhythmus angewöhnen, um das Fasten zu einer Gewohnheit werden zu lassen. Der Montag als erster Fastentag bietet sich wahrscheinlich für viele an, da kann man sich leichter aufraffen, schließlich beginnt eine neue Woche. Der Donnerstag kommt dann automatisch als zweiter Fastentag infrage.

Sollte ich an mehreren Tagen hintereinander fasten?

Das ist nur beim klassischen Heilfasten sinnvoll, nicht aber beim Intervallfasten. Gerade der Wechsel aus Essen und Nichtessen macht den Erfolg aus, da unser Stoffwechsel flexibler wird und zwischen Fett- und Kohlenhydratverbrennung hin- und herschaltet. Auch psychologische Gründe sprechen dagegen: Wer länger als einen Tag nur wenig Kalorien zu sich nimmt, entwickelt womöglich eine Aversion gegen das Fasten, ist genervt und fühlt sich in seinem Alltag zu sehr beeinträchtigt. Überforderung führt aber schnell zum Scheitern des gesamten Programms. Und das wollen Sie ja nicht.

Wann soll ich an den modifizierten Fastentagen essen?

Hier gibt es keine strenge Vorschrift. Nehmen Sie an den Fastentagen ein bis zwei Mahlzeiten ein, wenn Sie Lust darauf haben, morgens und mittags, mittags und abends oder morgens und abends. Wichtig ist nur: Essen Sie an diesen Tagen nichts zwischendurch, also keine Snacks, Naschereien und trinken Sie vor allem keine Limo, Cola, Säfte oder andere gesüßte Getränke. Sie sollten aber stets darauf achten, dass Sie über die Woche hinweg genug Vitamine, Mineralstoffe und Spurenelemente im Rahmen einer gesunden Ernährung zu sich nehmen.

Was darf ich an den modifizierten Fastentagen essen?

Da Sie nur um die 500 bis 600 Kalorien zu sich nehmen sollten, ist es sinnvoll, etwas lang Sättigendes zu essen. Dafür kommen Obst und Gemüse infrage, da sie reich an Ballaststoffen sind, sowie Fisch und mageres Fleisch wegen der Proteine (siehe Ernährungs-Basics Seite 68). Theoretisch können Sie auch bei der weniger strengen Variante des ADF Ihre 600 Kalorien mit einer Tafel Schokolade decken. Allerdings werden Sie dann vielleicht schon kurze Zeit später wieder sehr hungrig sein und sich über sich selbst ärgern …

Wie kann ich am besten durchhalten?

Nehmen Sie sich nicht zu viel vor, um nicht unnötig enttäuscht zu werden. Starten Sie lieber langsam und steigern Ihre Fastenzeit schrittweise von acht, 12, 14, 16 auf 24 bzw. 36 Stunden. Wer heißes Wasser oder Tee langsam trinkt, kann den Körper gut überlisten, denn das sorgt für ein Völlegefühl im Magen wie nach einer leckeren, warmen Suppe. Außerdem sollten Sie sowieso viel trinken. Es gibt Hinweise, dass sich mit einem gut

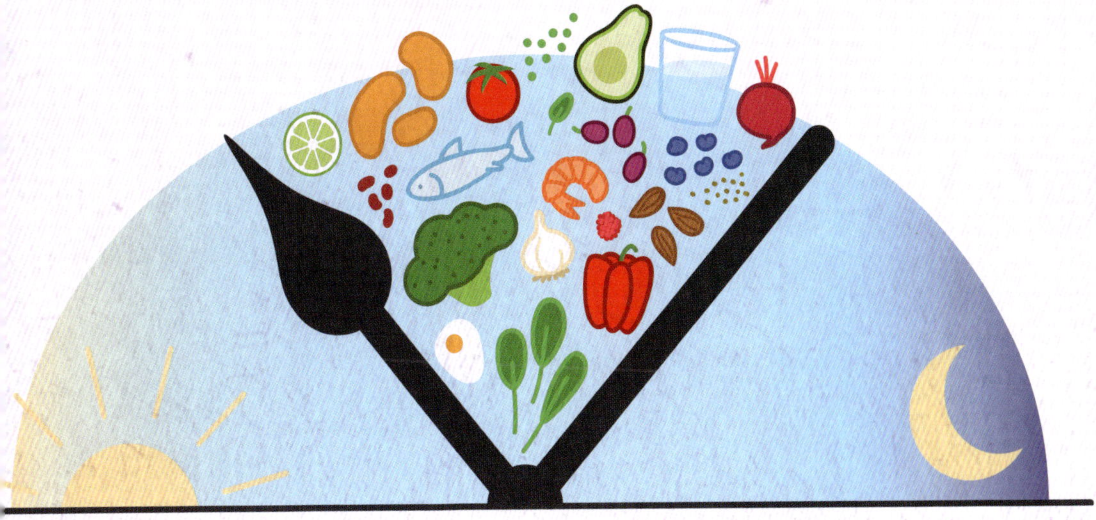

hydrierten Körper eher Gewicht verlieren lässt. Die 24 bzw. 36 Fastenstunden sind aber kein Gesetz, an das Sie sich sklavisch halten müssen. Sie sind allerdings eine gute Orientierung, weil sie einen klaren Rahmen geben und Sie dabei stets wissen, dass Sie ja ohnehin davon zwei Nächte verschlafen werden. Außerdem gehen viele Fastende früher als sonst ins Bett und schlafen fester und länger.

Wie kann ich am besten mit schlechter Laune umgehen?

Ich will Ihnen hier keine falschen Versprechungen machen: Es kann durchaus passieren, dass Sie in den Fastenperioden schlechte Laune bekommen, vor allem am Anfang. Normalerweise vergeht das mit der Zeit, wenn sich der Köper an die neue Lebensweise gewöhnt hat. Trotzdem gibt es einen guten Tipp: Treffen Sie sich mit Menschen (die Ihnen lieb oder für Sie wichtig sind) möglichst nach den Mahlzeiten.

Was kann ich tun bei Beschwerden?

Vor allem wer auf härtere Varianten des Intervallfastens setzt, kann zunächst leichte Beschwerden bekommen. Dabei haben sich die guten, alten Hausmittel bewährt. So helfen warme Socken, ein heißer Tee oder eine Viertelstunde in der Badewanne gegen kalte Füße. Bei Kopfschmerzen sollten Sie mehr trinken und sich vielleicht mal ein Nickerchen zwischendurch gönnen. Fühlen Sie sich geschwächt, weil Ihr Kreislauf nicht so richtig in Gang kommt, sollten Sie ebenfalls viel trinken und an die frische Luft gehen. Bei Magenschmerzen sollten Sie lieber zum Arzt gehen – womöglich steckt ein Magengeschwür dahinter.

Werde ich müde sein?

Nicht unbedingt. Wer kurze Zeit bewusst fastet, wird sich nicht zwingend abgeschlagen fühlen. Im Gegenteil, viele Fastende berichten von einer erhöhten Leistungsfähigkeit und spüren zusätzliche Energie. Dennoch: Es wird Tage geben, an denen Sie sich besser oder schlechter fühlen.

Was ist, wenn an einem meiner Fastentage um mich herum alle essen?

Wenn irgend möglich, vermeiden Sie es, zu Terminen und Treffen zu gehen, bei denen Sie anderen beim Essen zuschauen müssen. Sie tun sich auch nichts Gutes, wenn Sie für Ihre Familie ein Gericht am Herd zaubern und selbst nicht zugreifen. Gehen Sie solchen Situationen lieber aus dem Weg! Sie müssen nicht den Helden spielen, während andere um Sie herum feiern. Wenn Sie kochen wollen/müssen, dann bevorzugen Sie an den Fastentagen die Gerichte, die Sie nicht so gern mögen, die aber Ihre Familie schätzt. Im Freundeskreis die einzige Person zu sein, die nichts isst, sabotiert eher Ihre Bemühungen: Wer zu viel Aufhebens um seine Fastenkur macht, tut sich schwerer, sie in sein Leben zu integrieren. Steht ein Festessen an, dann fasten Sie lieber einen Tag vorher.

Wie entkomme ich der Lust, abends zu essen?

Tagsüber kann man sich normalerweise recht gut ablenken, die Abende dagegen sind eine gefährliche Zeit. Vielen Menschen fällt es dann besonders schwer, dem Snack zwischendurch zu widerstehen. Versuchen Sie, der üblichen Routine von Nach-Hause-kommen und Die-Füße-hochlegen zu entgehen. Machen Sie Abendspaziergänge, gehen Sie zum Tanzen oder in die Gymnastikstunde. Oder beschäftigen Sie sich mit Bügeln, Stricken oder Puzzeln, und sorgen Sie im Vorfeld dafür, dass Sie gar keine Chipstüten oder Süßigkeiten im Haus haben, von denen Sie sich, während Sie Fußball oder den »Tatort« schauen, mit Mühe fernhalten müssten.

Muss ich mir Gedanken wegen eines zu niedrigen Blutzuckers machen?

Kurzzeitiges Fasten führt kaum zu einer Unterzuckerung. Es ist ein Trugschluss, zu glauben, dass ständiges Essen nötig ist, um den Blutzuckerspiegel im Gleichgewicht zu halten. Wenn Sie die Ratschläge befolgen, die Sie in diesem Buch finden, und an den Esstagen Lebensmittel bevorzugen, die den Blutzucker nicht hochschießen lassen, wie zum Beispiel Vollkornprodukte, Gemüse, fettarme Milchprodukte, Eiweiß und Fisch, sollte der Blutzuckerwert stabil bleiben. Doch Vorsicht! Fasten Sie über mehrere Wochen hinweg und verzichten dabei an zwei Tagen in der Woche jeweils 24 Stunden lang auf die normale Kalorienzufuhr, kann der Blutzuckerspiegel fallen und es zu Schwindelgefühlen kommen. Muten Sie sich nicht zu viel zu! Typ-2-Diabetiker sollten vor einer Ernährungsumstellung auf jeden Fall ihren Arzt konsultieren.

Reagieren Männer und Frauen unterschiedlich auf Intervallfasten?

Männer und Frauen speichern und verwerten Fett unterschiedlich. Das ergibt sich aus ihrer Evolutionsgeschichte. Frauen haben mehr Körperfett und verbrennen es effizienter, wenn sie trainieren. Einige Studien deuten darauf hin, dass Frauen während des Fastens besser auf Ausdauertraining ansprechen, Männer scheinen hingegen eher von Krafttraining zu profitieren. Zudem haben sie offenbar weniger Probleme als Frauen, auf nüchternen Magen Sport zu treiben. Ansonsten gilt natürlich für beide: Fasten trägt dazu bei, Gewicht zu verlieren und sich wieder fitter und gesünder zu fühlen.

Wie lange halte ich den gewählten Rhythmus aus Essen und Fasten bei?

Das bleibt letztlich Ihnen überlassen – je nachdem, was Sie sich für Ziele gesteckt haben und wie gut Sie durchhalten. Jeden Tag nach der 6:18-Methode zu fasten oder ein- bis zweimal die Woche 24 oder gar 36 Stunden ohne oder mit ungewohnt wenigen Kalorien auszukommen mag manchen Menschen, die gerne öfter essen, sehr schwerfallen – gerade am Anfang. Wer es aber schafft, bei der Stange zu bleiben, fühlt sich jünger und fitter, verliert an Körperfett, verbessert sein Blutbild und stärkt das Immunsystem. Und ist das Wunschgewicht erreicht und das Wohlbefinden besser als früher, kann man die Intervalle auch wieder ändern und die Fastentage reduzieren bzw. sich auf den 5-Stunden-Essenspause-Rhythmus und ein gelegentliches Dinner-Cancelling beschränken.

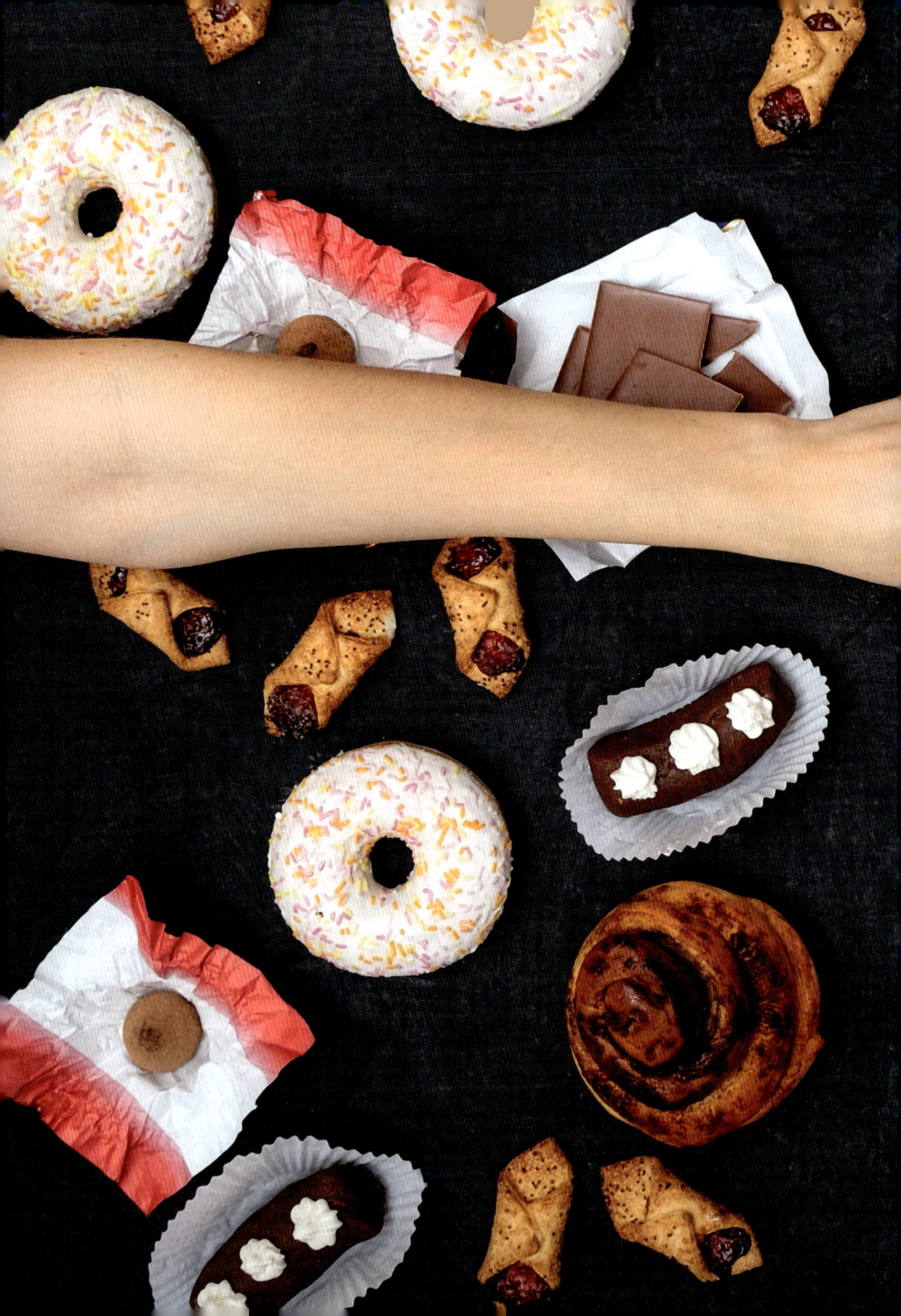

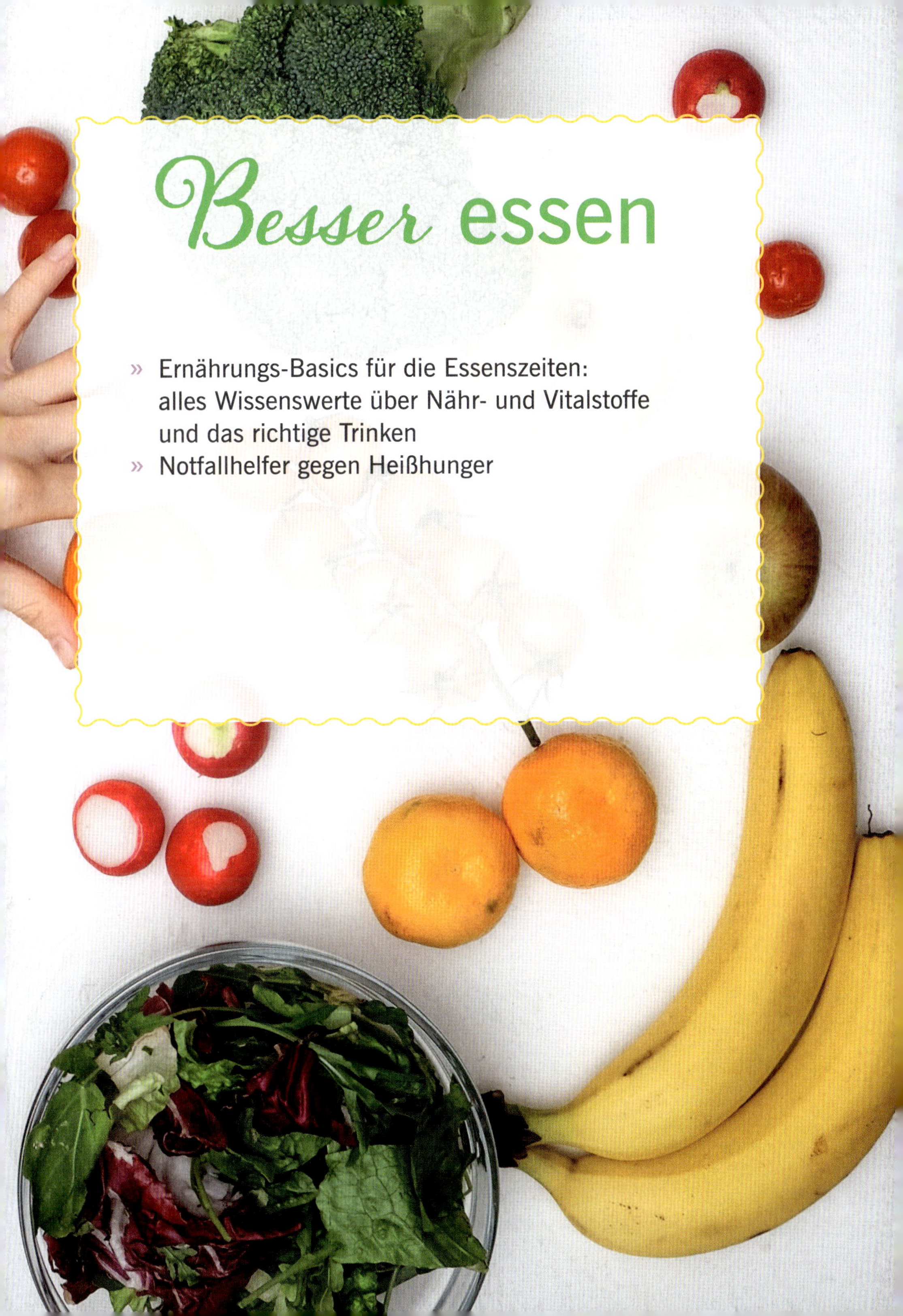

Besser essen

- Ernährungs-Basics für die Essenszeiten: alles Wissenswerte über Nähr- und Vitalstoffe und das richtige Trinken
- Notfallhelfer gegen Heißhunger

Eigentlich weiß Ihr Körper ganz genau, was er braucht und was ihm guttut. Durch das Intervallfasten lernen Sie, wieder besser auf ihn zu hören und Ihr Essen viel bewusster zu genießen. Die köstlichen Rezepte für die modifizierten Fastentage beim wöchentlichen Fasten helfen Ihnen dabei, sich nach Belieben zwei- oder dreimal am Tag gesund und genussvoll satt zu essen. Sie sind alle so gestaltet, dass sie den aktuellen Empfehlungen der führenden Ernährungswissenschaftler entsprechen. Wenn Sie Ihre Essenspausen weiterhin einhalten, werden Sie auf diese Weise – ohne Kalorien zu zählen und ohne zu hungern – weiter abnehmen oder Ihr Wunschgewicht halten.

Essen heute

Wir haben genug zu essen und zu trinken, mehr als jede Generation vor uns. Wir müssen uns, zumindest in den westlichen Industriestaaten, nicht darum sorgen, wann und wie wir satt werden. Dennoch essen wir meist zu viel, zu oft, zu schnell oder nicht das Richtige, weil wir bevorzugt Süßes oder Fast Food konsumieren. Zudem kombinieren wir diesen ungünstigen Ernährungsstil mit einem Alltag, in dem wir lange ohne Bewegungspausen sitzen und vielleicht auch noch viel zu oft gestresst sind. Weit über 20 Prozent der Menschen in der westlichen Welt (in den USA sogar rund 34 Prozent) sind deshalb heute bereits so dick, dass sie nach Angaben der Weltgesundheitsorganisation (WHO) eine medizinische Behandlung benötigen. Was aber genau ist so falsch an unserer Ernährung?

Chronischer Stress und eine zu zuckerreiche und dabei vitalstoffarme Ernährung führen auf Dauer zu Verschiebungen im Hormongleichgewicht. Das ist insofern bedenklich, als Hormone sämtliche Vorgänge im Körper steuern. Zu hohe Stresshormonspiegel – insbesondere von Cortisol – führen dazu, dass wir vermehrt Lust auf Zucker (und Fett) haben. Der Körper möchte optimal versorgt sein, wenn er die in unserem biologischen Programm vorgesehene Stressreaktion in Form von Kampf oder Flucht meistern will. (Auch wenn in unseren modernen Zeiten das Kämpfen oder Flüchten nicht unbedingt geeignete Strategien sind, wenn man Stress hat, zum Beispiel mit seinem Chef oder in der Familie, aber das ist ein anderes Thema.) Insbesondere unsere Schaltzentrale im Kopf ist auf eine ausreichende Versorgung mit Zucker (in Form von Glukose) angewiesen und meldet sofort, wenn Notstand herrscht. Zucker ist ein Kohlenhydrat, das sich in Obst, Getreide, Süßigkeiten, Backwaren und Limos sowie, gut versteckt, in Essiggurken, Aufschnitt, Ketchup und Fertigprodukten aller Art befindet und glücklich machen kann – zumindest kurzfristig. Er ist vor allem in seiner kurzkettigen Form der Lieblingstreibstoff des Stoffwechsels, weil er so schön schnell ins Blut wandert. Fett und Eiweiß müssen vom Stoffwechsel erst einmal umgebaut werden (siehe Ernährungs-Basics Fett und Eiweiß), und das kostet den Körper Energie. Nach einem Zuckerschub fühlt man sich spürbar wohler, beschwingter, leistungsfähiger, weil der Blutzuckerspiegel – je nach Zuckerart (siehe Kohlenhydrate Seite 69) – schnell und stark ansteigt.

Dickmacher Insulin

Sobald der Zucker aus dem Essen im Dünndarm in Glukose aufgespalten und diese ins Blut abgegeben wurde, bildet die Bauchspeicheldrüse Insulin. Dieses Schlüsselhormon sorgt dafür, dass der Blutzucker in die Zellen der Muskeln und der Leber transportiert wird. Isst man nun häufig und ohne längere Pausen dazwischen Zucker- und Stärkereiches (zum Beispiel Brot, Reis oder Nudeln), produziert die Bauchspeicheldrüse entsprechend mehr Insulin – und irgendwann sind die Zellen mit Zucker überfüllt. Dieser Überschuss an Zucker wird in Fett umgewandelt und wandert – wiederum mithilfe des Insulins – in die unendlich dehnbaren Fettzellen an Bauch, Beinen und Po. Zugleich blockiert das Insulin die Fettverbrennung, was ihm auch den Ruf eines Dickmacherhormons eingebracht hat. Irgendwann werden die gestressten Zellen dann unempfindlich gegen Insulin und machen dicht. Das Resultat trotz der Zuckerflut im Blut: Energiemangel in den Zellen, denn die zellulären Kraftwerke (die Mitochondrien) überhitzen. Wir fühlen uns schlapp und müde, sehen schneller alt aus, weil sich die Zellen so nicht wieder erholen können, gleichzeitig werden wir immer dicker, obwohl wir gar nicht unbedingt mehr essen. Auch die Blutfettwerte steigen, was gefährlich für Herz und Gefäße ist (siehe Seite 32). So addieren sich zwei schädliche Faktoren:

» unsere »moderne« zuckerreiche Kost, die das Insulin- und Hormonsystem im Körper entgleisen lässt, dazu den Darm schädigt und Entzündungsprozesse triggert, sowie

- die Gewohnheit, auf Pausen zwischen dem Essen zu verzichten, die nötig wären, um dem Insulinspiegel eine Chance zu geben, wieder auf ein normales Maß zu sinken.
- Denn die Zuckerflut macht ständig Hunger auf neue Snacks – ein Teufelskreis (siehe auch Seite 69) entsteht.

Ernährungs-Basics

Egal, was wir tun, wir brauchen dafür Energie, tagsüber genauso wie nachts im Schlaf. Diese Energie bekommen wir, indem wir essen und trinken und so notwendige Nährstoffe aufnehmen. Dazu zählen vor allem Kohlenhydrate, Fette und Eiweiß, bei deren Abbau Energie und bestimmte Grundbausteine für den Körper entstehen. Dabei kommt es aber auf das richtige Verhältnis an: Soll der Stoffwechsel gut laufen und der Körper die Baustoffe optimal verwerten können, empfiehlt sich bei der Nahrungszufuhr ein Verhältnis von 45 bis 55 Prozent Kohlenhydraten, 30 bis 35 Prozent Fett und 20 bis 25 Prozent Eiweiß. Das heißt: jeden Tag mindestens 400 Gramm Gemüse und maximal 200 Gramm Obst, 30 Gramm Ballaststoffe aus Gemüse und Getreide, 1 bis 1,2 Gramm Eiweiß pro Kilogramm Körpergewicht und zu jeder Mahlzeit gesunde Fette.

Das bringt uns zu der Frage: Wie viel Energie braucht der Körper überhaupt? Natürlich hängt das zum Beispiel von Alter und Geschlecht, Gesundheitszustand, klimatischen Bedingungen, ob wir körperlich arbeiten sowie vom Stoffwechseltyp und individuellen, ererbten Faktoren ab. Der Energiebedarf unterscheidet sich also von Mensch zu Mensch.

Es mehren sich die Hinweise, dass die meisten Menschen davon profitieren, kohlenhydrathaltige Mahlzeiten tagsüber, also morgens – außer bei Nicht-Frühstückern – und mittags, zu verzehren und abends auf Kohlenhydrate zu verzichten. Allerdings empfehlen Ernährungswissenschaftler wie Dr. Nicolai Worm, der in Deutschland die LOGI-Methode (Low Glycemic and Insulinemic) etabliert hat, grundsätzlich solche Kohlenhydrate, die den Blutzuckerspiegel rasch steigen lassen, nur in Maßen zu konsumieren. So bleibt der Insulinspiegel niedrig und die Weichen für eine effektive Fettverbrennung sind gestellt.

Auch beim Fasten ist es wichtig, nicht zu hungern, denn sonst stellt sich erstens ein Motivationsproblem ein, und zweitens entwickeln wir Heißhunger auf den schnellsten Energielieferanten: Zucker. Daher ist es wichtig, vor einer Fastenphase tagsüber genügend Kohlenhydrate zu speichern und nachts auf sie zu verzichten, denn im Schlaf ist noch niemand verhungert, vorausgesetzt er oder sie hat sich abends an sättigendem Eiweiß und wenigen gesunden Fetten sowie volumenreichen, magenfüllenden Salaten und Gemüse satt gegessen. Sie sehen also, auch beim Intervallfasten ist Ernährungswissen wichtig, denn sonst machen die Essenspausen nur schlechte Laune und Hunger. Das Basis-Know-how auf den folgenden Seiten hilft Ihnen, besser zu verstehen, was für Sie gut und richtig ist.

Schnelle Energie: Kohlenhydrate

Dahinter verbergen sich organische Verbindungen aus Kohlen-, Wasser- und Sauerstoff – landläufig auch als Zucker bekannt. Kohlenhydrate sind nach den Fetten die zweitwichtigsten Energielieferanten und so etwas wie der Treibstoff im menschlichen Stoffwechsel. Je nach Art ihrer Zusammensetzung werden sie als Ein-, Zwei- oder Mehrfachzucker bezeichnet. Im Körper werden sie zunächst aufgespalten, im Dünndarm von der Darmschleimhaut aufgenommen und von dort an das Blut und damit an das Kreislaufsystem abgegeben. Die verschiedenen Einfachzucker wie Fruktose (Fruchtzucker) oder Glukose (Traubenzucker) werden über das Blut zur Leber, unserer Stoffwechselfabrik, transportiert. Dort wird die Fruktose umgebaut, sodass daraus das entsteht, was kleine Kinder heute noch in der Apotheke geschenkt bekommen: Glukose, also Traubenzucker. Besonders unsere grauen Zellen sowie die roten Blutkörperchen benötigen Zucker. Das heißt aber nicht, dass Sie für eine ausreichende Versorgung täglich Zucker oder andere Kohlenhydrate essen müssen. Denn der Körper kann Glukose auch selbst in ausreichendem Maße herstellen – schließlich haben unsere Vorfahren über Hunderttausende von Jahren ohne Getreideprodukte wie Brot, Nudeln und Reis überlebt.

Warum wir zuckersüchtig sind

Viele Menschen essen trotzdem täglich Zucker und nehmen reichlich Kohlenhydrate auf. Das liegt an unseren Genen: Süß Schmeckendes wie etwa wilde Früchte, Beeren, Knollen oder Wurzeln galt in Urzeiten als ungiftig – im Gegensatz zu bitter oder sauer schmeckenden Pflanzen und Früchten. Zugleich war das Angebot an süßer Nahrung stark durch die Jahreszeiten begrenzt, weil süße Früchte eben nur im Sommer verfügbar waren. Kein Wunder, dass wir heutzutage nicht selten regelrecht Heißhunger auf ein Eis, Schokoladenkekse oder andere Leckereien haben. Hinzu kommt: Kohlenhydrate sind heute die am billigsten produzierbaren Nahrungskalorien – und damit die weltweit bedeutendste Nahrungsquelle für Mensch und Tier. Je weniger Geld Menschen zur Verfügung haben, desto mehr stärkereiche und dabei ballaststoffarme Getreideprodukte (aus Weißmehl ohne die wertvollen Getreideschichten) wie Brot und Backwaren, Reis sowie Nudeln landen täglich auf den Tellern. Und da Zucker extrem billig ist, gibt es für den kleinen Hunger zwischendurch am einfachsten etwas Süßes, je nach Geschmack in fester Snackform oder flüssig als Erfrischungsgetränk. Wir werden zu jeder Jahreszeit (besonders im Winter) mit Süßem überschüttet. Und oft ist uns nicht einmal bewusst, wie viel Zucker in Lebensmitteln steckt, zum Beispiel in Ketchup, Orangensaft oder im Fruchtjoghurt.

Wenn der Blutzucker Achterbahn fährt

Wir essen unbewusst sehr viel mehr Zucker als den oder die Teelöffel, die wir womöglich in unseren Kaffee oder Tee geben. Das aber ist gefährlich, denn je mehr Zucker in unserer Nahrung steckt, desto höher ist auch der Glukosegehalt im Blut und infolgedessen die Insulinausschüttung der Bauchspeicheldrüse. Gerade die schnell verfügbaren Kohlenhydrate ballaststoffarmer und stark verarbeiteter Kohlenhydratträger (Weißmehlprodukte wie zum Beispiel Pizza) schießen schon kurz nach dem Essen ins Blut und lösen so starke Blutzuckerreaktionen aus, unmittelbar gefolgt von einer hohen Insulinausschüttung.

Heißhungeralarm!

Solange die Körperzellen auf die Schlüsselfunktion des Botenstoffs noch ansprechen, wird der Zucker in die Zellen geschleust und die Blutzuckerkonzentration sinkt innerhalb kurzer Zeit wieder – bei »schnellen« Kohlenhydraten womöglich sogar unter ihr Ausgangsniveau. Das ist für Hirn und Nervensystem problematisch, ja, es kommt einer Bedrohung gleich, denn unsere Konzentration und Koordinationsleistung lassen stark nach. In seiner Not schlägt das Gehirn Alarm: Es stellt sich quälender Heißhunger ein – der sich wiederum am leichtesten mit schnell verfügbaren Kohlenhydraten in Form einer Tüte Gummibärchen oder eines Schokoriegels stillen lässt. Doch neben Süßigkeiten und zuckerhaltigen Getränken setzen auch die Kohlenhydrate aus Reis, Nudeln und vor allem Brot sehr schnell viel Glukose frei.

Ohne es zu wollen, setzen wir so mit unseren Ernährungsgewohnheiten häufig einen Teufelskreis in Gang, dem nur schwer zu entkommen ist. Wir sind eben keine Jäger und Sammler mehr. Selbst die Muskeln eines Menschen, der im Alltag brav Treppen steigt statt Aufzug zu fahren und regelmäßig zu Fuß oder auf dem Rad unterwegs ist, benötigen in der Regel keine so großen Mengen an Superenergie. Im Gegenteil: Was im Alltag Energie kostet, lässt sich problemlos über die Fettverbrennung decken. Und Fett ist ja reichlich vorhanden – im Essen und in den Speicherdepots im Körper. Werden trotzdem ständig Kohlenhydrate nachgeschoben, ohne dass sie durch Muskelarbeit wieder verbrannt werden, kann irgendwann keine Glukose mehr gespeichert werden, weil die Depots randvoll sind. In diesem Fall muss sie gleich verbrannt werden – auch ohne Muskelarbeit. Das bringt allerdings den Stoffwechsel gewaltig aus dem Takt. Denn Glukose ist der Lieblingstreibstoff des Körpers und wird immer als Erstes verbrannt, gleichzeitig wird die Fettverbrennung unterdrückt.

Darin liegt das große Problem, vor allem, wenn man schon ein paar Pfunde mehr mit sich herumschleppt, als einem guttun: Je mehr Kohlenhydrate die Nahrung enthält, desto weniger Fett verbrennt der Körper. Und all die Glukose, die er nicht verbrennen kann, wandelt er kurzerhand auch in Fett um. So gerät immer mehr Fett in den Blutkreislauf, die Blutfettkonzentrationen steigen – und das Gesundheitsrisiko ebenso. Gleichzeitig landet das neu gebildete Fett nicht nur in den Fettzellen, sondern auch in den Muskelzellen und in den inneren Organen wie etwa der Leber. Kurzum, wir nehmen zu und halten das neue Gewicht auch.

Das sind die »Guten«

Auch für Menschen, die fasten wollen, ist es wichtig, darauf zu achten, in welcher Form sie Kohlenhydrate zu sich nehmen. Idealerweise geht dies über stärke- und/oder ballaststoffhaltige Lebensmittel wie Vollkorn-Getreideerzeugnisse, Kartoffeln, Hülsenfrüchte wie Erbsen, Bohnen und Linsen oder mit (wenig süßem) Obst und Gemüse, das nur wenige Kohlenhydrate bei einem großen Volumen und dafür wichtige Mineralien, Vitamine und sekundäre Pflanzenstoffe enthält. Weniger zu empfehlen sind (neben den schon erwähnten Süßigkeiten und zuckerreichen Fertigprodukten) Weißmehlprodukte wie Backwaren, Cornflakes, Toast oder Nudeln, die genauso wie Pommes als Turbos unter den Kohlenhydrat-Lieferanten gelten – denn in ihnen stecken zwar viele Kohlenhydrate, aber nur geringe Mengen weiterer lebenswichtiger Nährstoffe.

Dagegen kann eine ganz bestimmte Gruppe der Kohlenhydrate das Abnehmen sogar fördern: die Ballaststoffe, darunter die »resistente Stärke«, die beim Erkalten von gekochter Stärke (Kartoffeln, Reis) entsteht. Ballaststoffe liegen länger im Magen, fördern die Sättigung und gelangen auch langsamer in den Dünndarm. So kommt es auch zu einem schwächeren Blutzuckeranstieg und einem entsprechend geringeren Insulinanstieg. Dadurch werden Hungerattacken vermieden. Im Gegenteil: Im Darm werden die Ballaststoffe von Verdauungsenzymen aufgespalten und fermentiert und es entstehen kurzkettige Fettsäuren, die über das Blut zum Gehirn gelangen und dort im Hungerzentrum Sättigungssignale auslösen.

30 Gramm Ballaststoffe täglich – so geht's

3 Scheiben Vollkornbrot (150 g): 12,2 g
+ 2–3 gegarte Kartoffeln (250 g): 3,0 g
+ 1 Portion gegarter Brokkoli (150 g): 4,5 g
+ 1 Portion Paprikaschoten, roh oder gegart (150 g): 5,4 g
+ 1 Portion Walnüsse (40 g): 1,8 g
+ 1 Portion Beeren (125 g): 2,5 g

Lebenswichtig: Fette

Ein immer noch weitverbreiteter Irrtum besagt, dass eine gesunde, schlank machende Ernährung fettarm sein sollte. Im Gegenteil: Zahlreiche Studien haben inzwischen nachgewiesen, dass fettreduzierte und dafür kohlenhydratbetonte Diäten nur einen äußerst geringen Beitrag in Sachen Gewichtskontrolle leisten können. Die unvermeidliche Folge: Übergewicht!

Fett ist nicht gleich Fett

Heute ist Fett der Liebling der Ernährungsmedizin, allerdings nur in Form der sogenannten gesunden Fette. Der Nährstoff führt dem Organismus die meiste Energie zu. Fette dienen dem Körper wie die Eiweißbausteine (siehe Aminosäuren Seite 90) als wichtige Komponenten im Zellstoffwechsel. Darüber hinaus sind sie unverzichtbare Bauteile für Struktur- und Zellmembranen. In den Fettspeichern von Pflanzen und Tieren befinden sich auch fettlösliche Vitamine, die wir beim Essen zu uns nehmen. Essenzielle Fettsäuren sind zudem Voraussetzung für die Produktion verschiedener Hormone – vor allem der Geschlechtshormone –, die viele Körperfunktionen und die Immunabwehr steuern. Eine angemessene Fettzufuhr ist wichtig für die Gesunderhaltung des Gehirns. Und nicht zuletzt sättigt Fett gut, ist der Geschmacksträger schlechthin und hilft dabei, den Eigengeschmack von Speisen zu unterstreichen. Denn alle Aromen sind fettlöslich: Erst in Kombination mit Öl entfalten fettfreie Lebensmittel wie zum Beispiel Gemüse, Gewürze oder Kräuter ihren vollen Geschmack, sodass man ihn richtig wahrnehmen und genießen kann.

Fazit: Um gesund zu bleiben und genussvoll zu essen, ist Fett lebensnotwendig und gehört jeden Tag auf den Teller! Deshalb ist es entscheidend, bei der Ernährung gute und schlechte Fette zu unterscheiden.

Gesättigte Fettsäuren sind die einfachste Form der Fettsäuren. Sie stecken in allen tierischen und pflanzlichen Fetten – wie in Butter, Käse, Sahne, Schweine- oder Gänseschmalz, Fleisch und Wurst. Aber auch Kokosfett ist reich an gesättigten Fettsäuren. Bei den **ungesättigten Fettsäuren** unterscheidet man zwischen einfachen und mehrfach ungesättigten Varianten. Einfach ungesättigte Fettsäuren sind hervorragende Energielieferanten und kommen zum Beispiel reichlich in qualitativ hochwertigem, nativem Olivenöl vor, in Nüssen und Samen oder Avocados. Zu den mehrfach ungesättigten Fettsäuren gehören die Omega-6- und Omega-3-Fettsäuren, die in vielen tierischen und pflanzlichen Fetten wie in Fischen, Meeresfrüchten, Nüssen, Leinöl oder bestimmten Algen enthalten sind.

Ein gesunder, normalgewichtiger Erwachsener sollte täglich ein Gramm Fett pro Kilogramm Gewicht, also im Schnitt zwischen 60 und 90 Gramm Fett verzehren. Und welche Fette sind dafür am besten geeignet? Nach landläufiger Meinung sollten Sie bei Ihrer Ernährung möglichst auf ungesättigte Fettsäuren setzen. Das soll helfen, gegen alle möglichen Zivilisationserkrankungen vorzubeugen. Es ist kein Zufall, dass Lebensmittelhersteller gern mit dem Slogan werben: »Besonders reich an mehrfach ungesättigten Fettsäuren«. Tatsächlich kommt es auf den richtigen Mix an.

Beste Verhältnisse: Omega-6- und Omega-3-Fettsäuren

Unser Körper kann Omega-6- und Omega-3-Fettsäuren nicht selbst bilden. Er ist aber auf sie angewiesen, weil sie dabei helfen, den Stoffwechsel zu regulieren, Entzündungen zu bekämpfen oder etwa bei einer Verletzung das Blut gerinnen zu lassen. Für eine gute Gesundheit kommt es darauf an, dass wir von beiden Omega-Fettsäuren etwa die gleiche Menge bekommen. In der heutigen Ernährung dominieren jedoch die Omega-6-Fettsäuren, während die Omega-3-Variante weitgehend aus der Nahrungskette verdrängt ist. So nehmen wir bereits viele Omega-6-Fettsäuren direkt aus Getreide, also aus Brot- und Backwaren und den preiswerten und deshalb in vielen Küchen verwendeten Weizenkeim-, Mais- und

Sonnenblumenölen auf. Gleichzeitig konsumieren wir viel Fleisch, Wurst, Milch und Käse. Bei der industriellen Massentierhaltung wird in hohem Maße Getreide verfüttert, sodass diese Rinder und Schweine und sogar Fische aus Zuchten in ihrem Fett viel zu viel Omega-6-Fette anreichern und entsprechend weniger Omega-3 aufweisen. Das wäre nicht so schlimm, wenn wir diese Produkte nur in Maßen genießen würden. Man kann jedoch davon ausgehen, dass wir heute etwa viermal mehr tierisches Fett verzehren als unsere Vorfahren, auch weil etwa Schweinefleisch beim Discounter äußerst günstig ist. Deshalb ist es wichtig, bei der Ernährung auf ausreichend gute Omega-3-Fettsäure-Quellen zu achten.

Gesund essen, ohne der Umwelt zu schaden

Die Art, wie wir Nahrung anbauen und Lebensmittel herstellen, muss sich laut der im Januar 2019 erschienenen Studie der EAT-Lancet-Kommission radikal ändern, damit sowohl der Mensch als auch unser Planet überleben kann. Der Forschungsbericht wurde in allen Leitmedien besprochen, denn er widmet sich einem der brennendsten Themen der Zeit: Wie können wir essen, um gesund zu bleiben, und gleichzeitig unseren Planeten schützen? Die Experten stellten dazu Ernährungsempfehlungen auf in Form einer planetarischen Gesundheitsernährung (engl.: Planetary Health Diet). Demnach soll jeder seinen Fleisch- und Zuckerkonsum halbieren; denn wir essen zu viele verarbeitete Lebensmittel mit viel Zucker, Salz und Fett und zu viele tierische Produkte. Diese wirken sich in großen Mengen nicht nur negativ auf unsere Gesundheit, sondern auch auf die der Erde aus. Dagegen sollten wir Obst, Gemüse und Nüsse in doppelter Menge auf unseren Speiseplan setzen. (Die Empfehlungen decken sich auch mit denen der Experten von Seite 89.) Die Rezepte in diesem Buch sind daher zum großen Teil pflanzenbasiert, teilweise vegan oder ovo-lacto-vegetarisch (mit Milchprodukten und Eiern). Aber auch wenn Sie an einem Tag der Woche Fleisch oder Fisch essen möchten, werden Sie hier fündig. In jedem Fall möglichst Bio-Ware aus artgerechter Haltung – beim Fisch auf die Siegel des MSC oder followfish achten – bevorzugen.

Gute Omega-3-Quellen sind Pflanzenöle wie Leinöl, das aus Leinsamen hergestellt wird, Hanf- und Walnussöl sowie natives, kalt gepresstes Rapsöl. Pflanzliche Fette mit hohem Anteil an der Omega-6-Linolsäure wie Sonnenblumen-, Maiskeim-, Weizenkeim-, Distel- und Traubenkernöl und daraus hergestellte Margarinesorten sollten Sie dagegen nur sparsam einsetzen.

Wichtige Omega-3-Fettsäure-Lieferanten sind außerdem grüne Blattsalate, Gemüse (vor allem Spinat, Mangold oder Portulak), Kräuter, Sprossen, Nüsse und Samen. Natürlich sind Omega-3-Fettsäuren auch in fettem Fisch und in geringerer Menge in Fleisch enthalten: Tiere aus Wildfang oder aus artgerechter Weidehaltung, die natürliches Futter bekommen und sich reichlich bewegen konnten, sind dabei die beste Option, weil bei ihnen der Anteil der Omega-3-Fettsäuren höher ist. Besonders zu empfehlen sind Lachs, Hering, Thunfisch (der allerdings teilweise als überfischt gilt), Makrele, Scholle und andere fette Seefische. Kuhmilchprodukte sollten wir hingegen mit Bedacht genießen, auch wenn wir gerne Butter aufs Brot streichen, Käse zum Rotwein essen oder ein Glas Milch trinken. Nicht nur weil bei diesen Produkten die Omega-6-Fettsäuren überwiegen. Butter, Käse und Milch bestehen zu zwei bis sieben Prozent auch aus den problematischen Transfetten (siehe Kasten). Außerdem ist Kuhmilch für viele Erwachsene nicht gut verträglich. Bekömmliche pflanzliche Alternativen sind hier Nuss-, Reis- oder Sojadrinks.

Kalt gepresste Öle

Beim Öl ist es wichtig, auf die Deklaration »nativ« oder »extra vergine« zu achten, dann ist es, falls die Hersteller nicht beim Mischen gepanscht haben, besonders hochwertig. Verwenden Sie es allerdings nicht zum starken Anbraten oder Hocherhitzen. Kalt gepresstes Olivenöl ist zum Beispiel wegen seiner vielen Begleitstoffe Hitze gegenüber empfindlich. Bei einer Temperatur über 180 °C können aus den wertvollen Inhaltsstoffen sogar giftige Verbindungen entstehen. Generell eignen sich kalt gepresste Öle (das sind meist die mit mehrfach ungesättigten Fettsäuren) nur für kalte Speisen oder zum Kurzbraten bei niedrigen Temperaturen, so bleiben auch die Vitamine im Öl erhalten. Zum heiß Anbraten und Frittieren nehmen Sie lieber Kokosöl oder Butterschmalz (Ghee).

Schädliche Transfette

Transfettsäuren sind Kunstfette – der menschliche Körper kann sie nicht selbst bilden – aus der industrialisierten Fetthärtung. Sie verstecken sich in stark verarbeiteten Lebensmitteln wie Back- und Süßwaren, Frittiertem, Tiefkühlkost, Margarine und Snacks wie Kartoffelchips. Da sie nicht als solche deklariert werden müssen, können Sie sie auf der Zutatenliste nur am Hinweis »gehärtete«, »hydrogenierte« oder »teilgehärtete Fette« erkennen. Sie gelten als ausgesprochen ungesund, da sie das Risiko für Herzerkrankungen, Diabetes und Alzheimer erhöhen können. Am 24. April 2019 hat die Europäische Kommission eine Obergrenze für die Verwendung von industriell hergestellten Transfetten in Lebensmitteln beschlossen. Sie beträgt 2 Gramm Transfett pro 100 Gramm Fett in für den Endverbraucher bestimmten Lebensmitteln und tritt 2021 in Kraft.

Schlankmacher Eiweiß

Eiweißhaltige Kost stand bei den Jägern und Sammlern immer nur dann auf dem Speiseplan, wenn sie bei der Jagd nach Wild oder dem Sammeln von Larven und Insekten erfolgreich waren. Dafür mussten sie sich aber bewegen. Wir Menschen im 21. Jahrhundert können uns hingegen, sofern wir in den reichen westlichen Industrienationen leben, ohne größere körperliche Anstrengung jederzeit Nahrung beschaffen. Gleichzeitig unterscheidet sich die Nahrung, die wir heutzutage zu uns nehmen, sehr stark von der Ernährung unserer Vorfahren. Diese versuchten so viel Eiweiß wie möglich zu bekommen, in dem intuitiven Wissen, dass es unverzichtbar für die Gesundheit ist.

Eiweiß satt

Eiweiß (Protein) kann aus pflanzlichen Quellen stammen (zum Beispiel aus Hülsenfrüchten und Getreide), aber auch aus tierischen (zum Beispiel aus Eiern, Fleisch, Fisch oder Molkereiprodukten). In jedem Fall liefert es die Aminosäuren, die wir unbedingt brauchen, um körpereigenes Eiweiß aufzubauen. Letzteres ist unentbehrlich als Bau- und Reparaturstoff der Körperzellen, Muskeln, Haut und Haare. Eiweiß hilft auch bei der Herstellung von verdauungsanregenden Enzymen, Hormonen (zum Beispiel Glukagon und Insulin), Antikörpern für das Immunsystem und Blutkörperchen. Außerdem enthält es lebensnotwendige Stickstoff- und Schwefelatome. Aus all diesen Gründen sollten auch Menschen, die regelmäßig fasten, ebenso regelmäßig Eiweiß zu sich nehmen, zumal der Körper zwar unendlich viel Fett, aber kaum Proteine speichern kann.

Rein theoretisch kann unser Körper ganz ohne Kohlenhydrate auskommen. Der Grund: Wir können auch aus Eiweiß (aus Hülsenfrüchten, Eiern, Milch- und Milchprodukten, Fleisch und Fisch) bedarfsgerecht wertvolle Glukose herstellen.

Zwar liefert jedes Gramm Eiweiß aus Fleisch, Fisch, Soja- und Milchprodukten zunächst einmal genauso viele Kalorien wie Kohlenhydrate. Der Körper muss allerdings mehr Einsatz bringen, um es zu verarbeiten. Dabei wird ein Teil der aufgenommenen Kalorien gleich wieder verbraucht. Eiweiß gilt daher als echter Abnehmhelfer, und zwar nicht, indem man es weglässt oder einspart, sondern ganz im Gegenteil. Regelmäßig hochwertiges Eiweiß auf dem Teller hilft beim Kaloriensparen: Woran das liegt? Beim Ab- und Umbau von Protein aus der Nahrung erwärmt sich der Körper. Die Wärme wird an die Umwelt abgegeben und schlägt nicht mehr bei der Kalorienbilanz zu Buche. Hinzu kommt, dass ausreichend Eiweiß in der Nahrung – neben regelmäßiger Bewegung – dabei hilft, beim Abnehmen die Muskulatur zu erhalten. Muskeln sind – wie Sie bereits wissen – die wichtigsten Verbündeten bei der Gewichtsreduktion (siehe Seite 163).

Wer bei seiner Ernährung am Eiweiß spart, setzt sich gleich mehreren Risiken aus: Bei einer zu niedrigen Versorgung mit Eiweiß lässt trotz gut gefüllter Fettreserven nachweislich die körperliche und geistige Leistungsfähigkeit nach. Muskeln werden abgebaut. Das Immunsystem leidet, und die Anfälligkeit für Infekte steigt. Auch Alterungsprozesse werden beschleunigt. Eiweißmangel kann sich auch in zahlreichen anderen Symptomen äußern wie Erschöpfungszuständen, Wasseransammlungen (Ödemen) im Bindegewebe, Verdauungsbeschwerden (Blähungen, weiche Stühle bis Durchfälle, Verstopfung, Darmflorastörungen etc.), Zahnfleischschwund, Parodontose, Haarausfall, frühes Ergrauen der Haare sowie Menstruationsstörungen.

Der richtige Proteinmix

Möglicherweise fragen Sie sich jetzt aber: Ist Eiweiß nicht auch gefährlich? Es stimmt, eiweißreiche Produkte sind unter den Verdacht geraten, den Körper zu »übersäuern«. Tatsächlich kommt es im Körper zunächst kurzfristig zu einem Säureüberschuss, wenn mit der Nahrung viel Eiweiß aufgenommen wird. Doch der Körper entschärft die Säuren zum eigenen Schutz blitzschnell mithilfe eines ausgeklügelten Puffersystems. So scheidet er zum Beispiel Säure über die Atemluft und über den Urin aus. Bedenklich wird es nur, wenn Säuren und Basen im Blutkreislauf nicht im Gleichgewicht sind. Deshalb ist es wichtig, bei reichlichem Eiweißgenuss auch einen hohen Anteil an basenbildendem Gemüse und Obst zu sich zu nehmen. Daher besser Fleisch und Fisch mit Salat, Gemüse oder Obst servieren! So kann eine hohe Eiweißzufuhr sogar dazu beitragen, die Knochen gesund zu erhalten und der Volkskrankheit Osteoporose vorzubeugen.

Und was ist mit dem Gichtrisiko? Richtig ist: Tierische Lebensmittel enthalten viele Purine. Das sind für den Menschen lebenswichtige Bausteine für den Zellaufbau. Gefährlich werden sie erst, wenn mehr Purine im Körper vorhanden sind, als er benötigt.

Die ideale Sättigungsbeilage

Bei dem etwas altbacken anmutenden Begriff »Sättigungsbeilage« denken viele immer noch wie früher an Kartoffeln und Knödel, Nudeln oder Reis. Die machen wirklich pappsatt, sorgen aber auch für ein gewisses Schweregefühl. Das wiederum schränkt die Leistungsfähigkeit nach einer solchen Mahlzeit ziemlich ein, weil es eher die Sehnsucht nach einem Nickerchen schürt. Besser sind da Ballaststoffe aus Gemüse, Obst und Hülsenfrüchten – und natürlich Eiweiße wie etwa in der mediterranen oder nordischen Küche, die seit jeher auf wenig Kohlenhydrate, aber reichlich Ballaststoffe und Fette sowie Eiweiß aus pflanzlichen Quellen setzt. Viele Studien kommen zum selben Ergebnis: Eiweißreiche Mahlzeiten sind nicht nur weniger schwer, sie machen auch besser und länger satt als vergleichsweise eiweißarme, kohlenhydratreiche Varianten, weil der Körper länger mit dem Verstoffwechseln beschäftigt ist. Das ist insofern gut, als man auf diese Weise längere Essenspausen einhalten kann und den Insulinspiegel flach hält.
Eine Minestrone mit grünen Bohnen (Rezept Seite 106), eine israelische Shakshuka (Rezept Seite 102), ein Couscous-Salat mit Minze (Rezept Seite 117), ein Nasi Goreng (Rezept Seite 136) oder eine Fischpfanne mit Pilzen (Rezept Seite 139) verweilen eben länger im Magen. Zu Fleisch oder Fisch sättigt eine große Portion Gemüse schnell und gut, weil die darin enthaltenen Ballaststoffe und der hohe Wasseranteil für viel Gewicht und Volumen im Magen sorgen – und das fast ohne Kalorien! Heißhungerattacken haben so gar keine Chance.

Die besten Eiweißquellen

… aus Pflanzen:

Hülsenfrüchte: In Kichererbsen, Linsen, Lupinensamen, Bohnen und Co. stecken darüber hinaus auch noch wertvolle Ballaststoffe, Vitamine, Mineralstoffe und Spurenelemente.

Nüsse: Haselnüsse, Walnüsse, Erdnüsse, Mandeln oder Cashews, Pekan- oder Paranüsse sind ein guter Snack zwischendurch, wenn man sie in ihrer natürlichen Form und nicht industriell verfeinert zu sich nimmt. Von einer Handvoll (etwa 30 Gramm) pro Tag profitieren die grauen Zellen und das Herz.

Kartoffeln und Getreide: Sie sind vor allem dann eiweißreich – und helfen beim Abnehmen –, wenn sie in stärkearmer Form genossen werden bzw. wenn sich diese durch Garen und anschließendes Erkalten in resistente Stärke umgewandelt hat, wie bei Nudeln, Kartoffeln oder Reis, die man nach dem Kochen erkalten lässt und dann wieder erhitzt, zum Beispiel für Bratreis oder Bratkartoffeln oder auch Brotkruste.

... aus tierischen Produkten:

Eier: Sie sind für die Deckung des Eiweißbedarfs eine unschätzbare Quelle, sollten jedoch nach Möglichkeit von frei laufenden Hennen aus biologischer Landwirtschaft stammen.

Fettarmes Fleisch und Geflügel: Es sollte möglichst nur einmal die Woche auf den Tisch kommen. Auch hier kommt es – wie bei allen Lebensmitteln – auf die Qualität an: Fleisch aus Massentierhaltung (und das ist in Deutschland überwiegend der Fall) ist oft mit Antibiotika und einem Übermaß an (Stress-)Hormonen belastet. Im Vergleich dazu schmeckt das Fleisch artgerecht gehaltener Tiere nicht nur besser, es weist auch festeres Muskelfleisch mit einer feineren Fettmarmorierung sowie eine gesündere Fettzusammensetzung auf.

Fisch: Lachs, Sardine und Hering sind besonders reich an Omega-3-Fettsäuren. Prinzipell hat Meeresfisch den Vorzug, dass er neben dem leicht verdaulichen Eiweiß im Gegensatz zu Süßwasserfischen auch noch das stoffwechselfördernde Jod liefert. Auch beim Fisch sollten Sie auf hohe Qualität achten: followfish, das Umweltsiegel des World Wildlife Fund (WWF) sowie das Siegel des Marine Stewardship Council (MSC) sind Gütesiegel, an denen Sie sich beim Einkauf orientieren können.

Milch und Milchprodukte: Wenn Sie sich gesund ernähren möchten, sollten Sie hier eher zurückhaltend sein. Bei Erwachsenen nimmt die Produktion des Enzyms Laktase ab, das den Milchzucker verarbeiten hilft. So kann es zu einer Milchzuckerintoleranz mit unangenehmen Folgen für das Verdauungssystem kommen. Wenn Sie Milch genießen möchten, dann greifen Sie bevorzugt zu Angeboten mit natürlichem Fettgehalt. Diese schmecken und sättigen besser und sind nährstoffreicher als fettarme Sorten. Bio- und Weidemilch bzw. Bio-Käse sind dabei meist weniger mit Schadstoffen belastet als konventionelle Produkte.

Mikronährstoffe

Lebensnotwendig ist auch eine ausreichende Versorgung mit Vitaminen, Mineralstoffen sowie Spurenelementen. Obwohl nur winzige Mengen benötigt werden, sind sie unentbehrliche Bausteine für den Ernährungsmix. Stecken zu wenige dieser Mikronährstoffe in unserer Nahrung, kann dies zu Mangelerscheinungen führen, und wir können Kohlenhydrate, Fette und Eiweiß aus der Nahrung nicht richtig verarbeiten und verwerten. Wer regelmäßig fastet, sollte deshalb ein paar Grundkenntnisse über die Power-Vitalstoffe haben.

Vorsicht beim Einkauf

Ausschlaggebend für die besondere Schutzwirkung von Gemüse und Obst ist das Zusammenspiel aller Inhaltsstoffe – kein Stoff kann dies alleine. Deshalb ist es ratsam, dass Sie bei der täglichen Obst- und Gemüseauswahl auf Abwechslung und Vielfalt achten und die Produkte möglichst frisch, reif und frei von Schadstoffen kaufen. Natürliche Lebensmittel, die am richtigen Ort und zur richtigen Jahreszeit geerntet werden, stecken anders als unreif geerntete Produkte voller Vitamine, Mineralien, Spurenelemente und sekundärer Pflanzenstoffe. Bei importierter Ware sind Frische und Reife oft nur schwer miteinander vereinbar, weil Obst und Gemüse über teils weite Strecken transportiert werden müssen. So werden zum Beispiel Bananen, Zitrusfrüchte oder Tomaten gekühlt und in einer Atmosphäre aus Gasen, die die Reifung verzögern, transportiert. Am Zielort werden sie unter denselben Bedingungen gelagert und erst bei Bedarf durch Zugabe bestimmter anderer Gase (etwa Ethylen), die bei Pflanzen wie Hormone wirken, zum Reifen gebracht. Obwohl die Ware im Supermarkt frisch und reif aussieht, ist ihr Gehalt an Vitaminen und Pflanzenstoffen im Vergleich zu natürlich ausgereiftem und frisch geerntetem Obst oder Gemüse deutlich geringer.

Vitamine

Vitamine, das weiß eigentlich jedes Schulkind, sind lebensnotwendig. Hier die wichtigsten Substanzen, ihre Wirkungen und in welchen Lebensmitteln sie vorkommen:

Vitamin	Wichtig für	Steckt in
Vitamin A (bzw. seine Vorstufe Beta-Carotin)	Sehvermögen, Aufbau und Erhalt der äußeren Hautschicht sowie des Schleimhautgewebes	gelbem, orangem und rotem Obst: säuerlichen Äpfeln, Aprikosen, Melone, Papaya, Pfirsich, Zitrusfrüchten Brokkoli, Chicorée, Feldsalat, Grün-, Rosen- und anderen Kohlsorten, Kürbis, Mangold, Möhren, roten Paprikaschoten (Peperoni), Sellerie, Sojabohnen und -sprossen, Spinat

Vitamin	Wichtig für	Steckt in
Vitamin B_1	Zucker- und Fettstoffwechsel	Birnen Erbsen, Kartoffeln, Kürbis, Lauch, Rosenkohl, Schwarzwurzeln, Sonnenblumenkernen, Topinambur Fleisch
Vitamin B_2	Eiweiß- und Energiestoffwechsel	Birnen Grün- und Rosenkohl, Kürbis, Roter Bete, Sprossen Leinsamen Milch, Molke, Käse Eiern, Leber
Vitamin B_3 (Niacin)	Gehirnfunktion und Energiegewinnung	Grünkohl, Rettich(sprossen), Topinambur getrockneten Steinpilzen Fleisch Heilbutt, Makrele, Sardine
Vitamin B_6	Aminosäuren-stoffwechsel	Äpfeln Grün- und Rosenkohl, Kürbis, Linsen, Pastinaken, Roter Bete, Sellerie, Sojabohnen, Zwiebeln Hirse, Walnüssen Lachs, Makrele, Sardine
Vitamin B_9 (Folsäure)	Wachstum und Zellteilung	Birnen, Erdbeeren, Kirschen, Mandarinen, Orangen, Trauben Brokkoli, Blumenkohl, Chicorée, Chinakohl, Endivien, Erbsen, Feldsalat, Fenchel, Grünkohl, Gurken, Pastinaken, Rosenkohl, Spinat, Tomaten, Zwiebeln Bierhefe Walnüssen Milchprodukten, Eiern

Vitamin	Wichtig für	Steckt in
Vitamin B_{12} (bei rein veganer Ernährung evtl. auf ein Vitamin-B_{12}-Präparat ausweichen)	Zellteilung, Nervenfunktion und Blutbildung	Milchprodukten Eiern Fleisch Fisch
Vitamin C	Bildung und Erhaltung der Binde- und Stützgewebe, Immunsystem	Hagebutten, Sanddornbeeren, Schwarzen Johannisbeeren Brokkoli, Fenchel, Grünkohl, Paprika
Vitamin D (wird mithilfe von Sonnenlicht vom Körper hergestellt; die Aufnahme über das Essen spielt eine geringe Rolle)	Immunabwehr, Muskulatur, Nerven Knochen und Zähne (Osteoporose)	Avocado Champignons, Shiitake-Pilzen
Vitamin E	Zellschutz	pflanzlichen Ölen und Fetten: Oliven-, Raps-, Sojaöl Nüssen und Mandeln Kohl, Kürbis, Pastinaken, Spinat
Vitamin K	Blutgerinnung	Hagebutten Brokkoli, Blumen- und Grünkohl, Kartoffeln, Kohlrabi, Rosenkohl, Sauerkraut, Sellerie, Spinat Butter, Quark Geflügel, Kalbsleber

Auf die Dosis kommt es an

Wer Vitamin- und Mineralstoffpräparate einnehmen will, sollte dies stets mit dem Arzt absprechen und anhand eines Blutbilds klären lassen, ob es überhaupt notwendig ist. Bei manchen Vitaminen kann eine zu hohe Dosis gesundheitlich riskant sein. Außerdem belegen Studien, dass per Pille aufgenommene Vitamine und Mineralstoffe wenig oder kaum wirken. Der Körper nimmt diese wichtigen Vitalstoffe viel besser aus der Nahrung auf. Eine Überdosierung ist nur bei den fettlöslichen Vitaminen A, D, E und K möglich, die der Körper speichern kann. Wasserlösliche wie die B-Vitamine und Vitamin C werden bei einem Überschuss über die Nieren wieder ausgeschieden.

Mineralstoffe und Spurenelemente

Diese ebenfalls zur Gruppe der Vitalstoffe gehörenden anorganischen Substanzen sind unentbehrlich für unsere Gesundheit, auch wenn der Körper sie nur in geringen bis winzigen Mengen benötigt. Von einer ausreichenden Mineralstoffversorgung hängen die Erregbarkeit von Muskeln und Nerven, die Blutbildung und der Sauerstofftransport, der Aufbau von Knochen und Zähnen sowie die Steuerung des Wasserhaushalts ab. Da Mineralstoffe durch Schwitzen und Urin ausgeschieden werden, müssen sie ständig ersetzt werden – und zwar am besten aus Lebensmitteln und nicht aus Präparaten. Die wichtigsten Mineralstoffe und Spurenelemente sind:

Mineralstoff/ Spurenelement	Wichtig für	Steckt in
Chlorid (Natriumchlorid = Kochsalz)	Regulierung des Wasser- sowie des Säure-Basen-Haushalts, Aufnahme von Nährstoffen im Magen (als Bestandteil der Magensäure)	Koch- und Meersalz Petersilie, Rotkohl, Sellerie

Mineralstoff/ Spurenelement	Wichtig für	Steckt in
Eisen	Transport von Sauerstoff im Blut, wichtiger Baustoff des roten Blutfarbstoffs Hämoglobin	Buchweizen, Haferflocken, Hirse(flocken), Weizenkleie Aprikosen Feldsalat, Fenchel, Linsen, Mangold, Schwarzwurzeln, Sojabohnen, Spinat, Weißen Bohnen Erd-, Para-, Walnüssen, Kokosraspeln, Mandeln Eigelb Kalbsleber und -nieren, Schweinefleisch, Wild
Fluor Vorsicht: wird nur in winzigsten Mengen benötigt. Zu viel hemmt den Zuckerabbau und fördert Vergärungsprozesse.	Stabilität von Knochen und Zähnen	Kochsalz, dem Fluorid zugesetzt wurde Haferflocken Sojabohnen Walnüssen schwarzem Tee
Jod	Bildung und Aktivierung der Vorstufen des Schilddrüsenhormons Thyroxin	jodiertem Speisesalz, Ur- und Steinsalz Kombu- und Kelp-Algen Fisch, Muscheln und Meerestieren
Kalium	Wasser-, Elektrolyt- und Säure-Basen-Haushalt, Reizübertragung an Muskeln und Nerven, Produktion von Eiweißen und Glykogen (als Cofaktor von Enyzmen)	Aprikosen, Pflaumen Pellkartoffeln, Süßkartoffeln Nüssen

Mineralstoff/ Spurenelement	Wichtig für	Steckt in
Kalzium 99 % des Bestandes von Kalzium stecken in unseren Knochen.	Bildung von Knochen- und Zahnsubstanz, Erregbarkeit von Muskeln und Nerven	Trinkwasser (je nach Härte) Sesamsamen Brokkoli, Grünkohl, Spinat Milchprodukten
Kupfer	Bindegewebsstoffwechsel, Eisentransport	Artischocken Cashews Kakao
Magnesium	Bestandteil von Knochen und Zähnen, Aktivierung verschiedener Stoffwechselreaktionen bzw. Enzyme, Reizbarkeit von Muskeln und Nerven	Gerste, Grünkern, Hirse Kürbiskernen, Leinsamen, Mohn Sojabohnen Kakao
Mangan	Aktivierung zahlreicher Stoffwechselreaktionen	Hafer Heidelbeeren Sojabohnen
Natrium	Kontrolle des Wasserhaushalts, Aktivierung von Stoffwechselvorgängen, Koordination der Reizübertragung von Muskel- und Nervenzellen	Kochsalz
Phosphor	Knochen, Energiegewinnung und -umwandlung	Getreide Milchprodukten
Selen	Entgiftung, Aktivität der Immunzellen	Kokosmehl, Weizenkleie Hülsenfrüchten, Rosenkohl Paranüssen

Mineralstoff/ Spurenelement	Wichtig für	Steckt in
Zink	Stärkung der Zellmembranen, Zucker-, Fett- und Eiweißstoffwechsel, Immunsystem, Hormonkreislauf, Steuerung der Genaktivität (als Bestandteil von Enzymen und Eiweißen)	Gerste, Haferflocken Himbeeren Artischocken, grünem Blattgemüse, Bohnen, Brunnenkresse, Erbsen, Kohl, Linsen, Spargel, Zwiebeln Pilzen Mandeln, Walnüssen Edamer Käse, Gouda Innereien, Kalb, Lamm, Rind, Schwein Austern, Garnelen, Hummer Zartbitterschokolade

Fazit: Vitamine, Mineralstoffe und auch bioaktive Pflanzenstoffe sind für den Körper ideal verfügbar, wenn sie aus frischen und unbelasteten Lebensmitteln stammen. Gerade wer zwischendurch fastet, sollte in den Essensphasen auf eine ausreichende Versorgung achten.

Extra: *Sekundäre Pflanzenstoffe*

Hinter den schwer auszusprechenden Namen wie Carotinoide, Flavonoide, Polyphenole oder Glucosinolate verbirgt sich eine Gruppe zahlreicher, chemisch sehr unterschiedlicher Stoffe, die ausschließlich in Pflanzen vorkommen. Diese sekundären Pflanzenstoffe haben im Gegensatz zu den primären Pflanzenstoffen (Kohlenhydrate, Fette, Eiweiße, Vitamine, Mineralstoffe) keine Nährstoffeigenschaften. Aber sie haben einen Einfluss auf viele Stoffwechselprozesse und es werden ihnen gesundheitsfördernde Wirkungen zugeschrieben, zum Beispiel: krebsschützend, blutdrucksenkend, entzündungshemmend oder antibakteriell.

Bisher haben Forscher etwa 30000 verschiedene entdeckt, davon mehr als 10000 in essbaren Pflanzen. Die tatsächliche Zahl dürfte jedoch weitaus höher liegen. Den Pflanzen dienen diese Stoffe als Farb-, Duft- und Lockstoffe, als Schutz vor Bakterien- und Pilzbefall sowie vor schädlicher UV-Strahlung. Zudem helfen sie dabei, Wachstumsprozesse zu steuern.

Je frischer, desto besser

Wie viele dieser Pflanzenstoffe wir aufnehmen, hängt sehr stark von unserer Ernährung und den verwendeten Lebensmitteln ab. Hier beginnt das Problem: Die modernen hochgezüchteten Früchte und Gemüse im Supermarkt enthalten mehr Zucker als die alten Sorten, gleichzeitig hat sich in diesen Produkten der Anteil an sekundären Pflanzenstoffen durch die Zucht verringert – Gemüse beispielsweise schmeckt dadurch oft weniger bitter. Während frühere Generationen täglich mehrere Gramm dieser Stoffe aufnahmen, sind es heute aufgrund der modernen westlichen Ernährungsweise (viele Kohlenhydrate und falsche Fette) häufig weniger als 0,5 Gramm am Tag. Das aber ist fatal. Schließlich ist längst nachgewiesen, dass eine mediterrane oder, vereinfacht gesagt, eine »bunte« Ernährung dazu beiträgt, das Krebsrisiko, die Gefahr von Bluthochdruck, Herz-Kreislauf-Erkrankungen und sogar von Alzheimer-Demenz zu verringern. Daher ist es kein Zufall, dass in Mittelmeerländern mit hohem Gemüse- und Obstverzehr wie Griechenland, Italien, Frankreich oder Spanien die Menschen deutlich seltener an Herz-Kreislauf-Erkrankungen leiden.

Bunt essen ist gesund

Sekundäre Pflanzenstoffe können in der Pflanze als gelbe, grüne oder rote Farbstoffe vorhanden sein. Dann kann man sie von außen erkennen, zum Beispiel die rotgelben Carotinoide in Möhren oder in Paprika, das grüne Chlorophyll in Spinat, die rotvioletten Anthozyane in Rotkohl oder blauen Trauben. Man kann sie aber ebenso riechen, wie etwa die schwefelhaltigen Verbindungen (Sulfide) in Knoblauch oder Zwiebeln, die auch für die tränenden Augen beim Schneiden verantwortlich sind. Oder man kann sie schmecken. So geben Polyphenole der Chilischote die Schärfe und Glucosinolate dem Rettich oder der Kresse den aromatischen Geschmack.

Saisonal und regional einkaufen

Ernährungsexperten raten, am besten zu saisonalen Produkten aus der Region zu greifen, Obst und Gemüse möglichst unbehandelt, lieber häufig, frisch und reif zu kaufen. Auch sollten Sie zum Beispiel Äpfel, Birnen, Möhren oder Gurken vor dem Essen nur kurz und gründlich waschen und nicht schälen. Denn bei vielen Arten befinden sich die sekundären Pflanzenstoffe in der Schale oder direkt darunter. Frisches Obst und Gemüse verzehren Sie am besten so rasch wie möglich, da es seine gesundheitsfördernde Wirkung verliert, wenn es zu lange im Licht liegt.

Sekundäre Pflanzenstoffe werden nach ihrer chemischen Struktur in zehn verschiedene Gruppen eingeteilt. Die fünf bedeutendsten unter ihnen sind:

Carotinoide: Bei ihnen handelt es sich um Farbstoffe in rotem oder gelbem Gemüse oder Obst. Das bekannteste ist das Beta-Carotin. Es steckt in Aprikosen, Kürbis, Möhren, roter Paprika und Tomaten. Auch grüne Gemüsesorten wie Feldsalat, Grünkohl, Spinat und Wirsing, bei denen das grüne Chlorophyll die orangerote Farbe überdeckt, sind gute Beta-Carotin-Quellen.

Flavonoide befinden sich in fast allen Obst- und Gemüsearten. Typisch für flavonoidreiche Pflanzen ist ihre kräftig rote Farbe, beispielsweise in Kirschen, Auberginen, Roter Bete, Rotkohl und Trauben. Resveratrol, das in Himbeeren, Pflaumen, Weintrauben und vor allem in Rotwein vorkommt, gehört ebenfalls zu den Flavonoiden. Es hilft bei der Abwehr von Pilzen und Bakterien, unterstützt das Herz-Kreislauf-System, den Fettstoffwechsel und das Immunsystem.

Glucosinolate wirken entgiftend und stecken in hohen Konzentrationen in allen Kohlarten, in Kresse, Radieschen und Rettich.

Quercetin ist ein Polyphenol. Es erfüllt viele Aufgaben im Stoffwechsel und wirkt antioxidativ sowie antientzündlich. Quercetin befindet sich reichlich in Äpfeln, Schwarzen Johannisbeeren, Schnittlauch, Zwiebeln sowie in Brokkoli und grünem Tee.

Sulfide sind Salze des Schwefelwasserstoffs und verantwortlich für den scharfen Geschmack von Knoblauch, Lauch, Schnittlauch und Zwiebeln. Sie regen den Stoffwechsel an.

Gesund essen geht ganz einfach

Wer sich gesund ernährt und ohne Übergewicht durchs Leben geht, hat ein geringeres Risiko, typische Zivilisationskrankheiten wie Diabetes, Herzinfarkt oder Krebs zu bekommen, und erhöht seine Lebenserwartung.

Wie aber können wir uns vollwertig ernähren, sodass die Nährstoffe, die Energie liefern, in einem ausgewogenen Verhältnis stehen? Was müssen wir essen, damit wir ausreichend Vitamine, Mineral- und Ballaststoffe sowie sekundäre Pflanzenstoffe bekommen? Sicher ist: Es kommt auf die Mischung an. Wer zu viel Pfunde auf den Rippen hat, isst nicht nur zu viel, sondern auch zu wenig vom Richtigen.

Am Anfang Ihrer Überlegungen, was Sie nun essen sollen, lohnt es sich, die Frage zu stellen: Würde es dieses Lebensmittel oder dieses Gericht, auf das ich gerade Lust habe, ohne die Hilfe der Lebensmittelindustrie geben? Wenn nein, ist dies ein Indiz dafür, dass es nicht unbedingt gesund ist (wie zum Beispiel Tiefkühlpizza, Chips oder Fruchtjoghurt). Produkte, die mit ungesundem Fett frittiert, mit Farbstoffen »verschönert«, mit Geschmacksverstärkern aufgepeppt, mit Konservierungsstoffen länger haltbar gemacht, mit Süßungsmitteln auf süß getrimmt wurden, sollten Sie generell meiden. Das heißt aber nicht, dass keine Ausnahmen möglich sind. Sie müssen sich beim Essen nicht ständig selbst quälen, sondern dürfen und sollen auch essen, worauf Sie Lust haben.

Wenn Sie sich ab jetzt so ernähren wollen, dass Sie Ihr Wunschgewicht erreichen und es auch dauerhaft halten, dann brauchen Sie Gerichte, die Ihnen wirklich schmecken und Sie auch gut versorgen.

Mit allen Sinnen genießen

Ihren Geschmack entwickeln für das, was Ihnen auch guttut, können Sie, indem Sie sich mit Lebensmitteln beschäftigen. Das geht naturgemäß am leichtesten, wenn Sie sie selbst aussuchen, einkaufen, sie waschen und schnibbeln und am Herd zubereiten. Dabei setzen Sie automatisch alle Ihre Sinne ein, ohne sich groß anzustrengen: Sie schnuppern, rühren, würzen, schmecken ab. Der Unterschied zu Fast Food ist gigantisch: Eine Fertigpizza kann nie so riechen wie eine selbst frisch zubereitete. Das mag manchen nicht stören, weil er nichts anderes kennt. Trotzdem lohnt sich das Umgewöhnen, denn dadurch können sich ungeahnte Geschmackswelten auftun.

Der Geschmackssinn ist deshalb so wichtig, weil wir auch Gefühle damit verbinden. Denken Sie zum Beispiel an den Geruch von frisch gebackenem Brot oder des frisch gegrillten Fisches im letzten Urlaub oder einer duftenden Netzmelone.

Extra: *Ernährungs-Basics auf einen Blick*

Essen und Trinken ist definitiv mehr als die Aufnahme von Nährstoffen. Es hat auch ganz viel damit zu tun, was Sie sich und Ihrem Körper, der jeden Tag so viel für Sie tut, wert sind. Essen Sie deshalb nur, was wirklich schmeckt, und nichts, was nur so tut als ob. Zur innerlichen Vorbereitung können Sie sich mal das Kleingedruckte auf der Packung eines Fertiggerichts anschauen und überlegen, inwieweit Sie mit den dort vorkommenden Begriffen etwas anfangen können. An erster Stelle der Liste steht immer die Zutat, von der am meisten in dem Gericht enthalten ist, also in der Regel Fett oder Zucker. Für den Rest braucht man in der Regel ein Chemieexamen.

Frische, nicht schadstoffbelastete und aus artgerechter Haltung (Fleisch, Fisch, Eier, Milch) stammende Lebensmittel bieten Ihnen alle Nährstoffe, die Sie zum Leben brauchen: Für das Wachstum Ihrer Körperzellen, die Erhaltung Ihrer Körpertemperatur, das Ein- und Ausatmen, Ihren Herzschlag und jede Muskeltätigkeit stellt der Körper in seinen Zellen Energie her. Die bekommt er aus drei Quellen: Kohlenhydraten, Fetten und Eiweißen. Ist eine Mahlzeit ausgewogen, so bekommt Ihr Körper alle Nährstoffe in der richtigen Dosis. Wie eine gesunde Ernährung aussehen muss, um gesund schlank zu werden und zu bleiben, zeigte ein Bericht, der Ende 2018 in der Wissenschaftszeitschrift Science von vier führenden Ernährungswissenschaftlern publiziert wurde. In dem Artikel kündigten die Deutschen Nicolai Worm und Matthias Schulze vom Institut für Ernährungsforschung in Potsdam-Rehbrücke, Harvard-Forscher David Ludwig und Cara Ebbling das »Ende des Diät-Kriegs« an, indem sie die Regeln für eine gute Ernährung auf die hier folgenden Empfehlungen herunterbrachen. Wenn Sie es schaffen, diese nach und nach umzusetzen, sind Sie auf dem richtigen Weg zu Ihrem Wohlfühlgewicht:

1. Über den Tag verteilt genug trinken.

Ohne Essen kann jeder von uns Tage oder sogar Wochen durchhalten. Das steckt in unserem biologischen Programm, nachdem regelmäßige Mahlzeiten bei unseren Vorfahren eher selten waren. Jeder von uns kann Fastenphasen also gut aushalten. Wer aber längere Zeit nichts trinkt, entzieht sich eine Lebensgrundlage. Ausreichende Flüssigkeitszufuhr ist lebenswichtig, denn über das Trinken ersetzen wir Körperflüssigkeiten. Dabei hilft trinken auf Vorrat übrigens nicht. Wichtig ist eine gleichmäßige Flüssigkeitszufuhr über den Tag verteilt. Nur so kann der Stoffwechsel gut funktionieren.

Reines Wasser ist dabei das Beste. Unser Trinkwasser unterliegt der Trinkwasserverordnung und muss bestimmte Anforderungen erfüllen. Rechtlich gilt Wasser als Lebensmittel und muss daher chemisch einwandfrei sein. Die Wasserqualität in Deutschland ist in den meisten Regionen sehr gut. Erkundigen Sie sich bei Ihrem Wasserwerk.

Eine Frau braucht täglich ca. 2 Liter Wasser, ein Mann ca. 2,5 Liter. Bei körperlicher

Anstrengung und bei Hitze steigt der Bedarf bis auf das Drei- oder Vierfache davon an.

Stellen Sie sich am Morgen am besten schon Ihre Tagesmenge bereit und nehmen Sie immer eine Trinkflasche mit. Auch auf Ihrem Nachttisch sollte eine Flasche Wasser stehen.

Gute Durstlöscher sind auch zucker- und energiefreie Getränke wie Mineralwasser, ungesüßte Kräuter- und Früchtetees. Für geschmackliche Abwechslung kann im Sommer ein Spritzer Zitronensaft, frischer Ingwer oder Pfefferminze im Wasser oder Tee sorgen. Auch wasserreiche Lebensmittel wie Melonen, Tomaten und Gurken tragen zur Flüssigkeitsversorgung bei.

Übrigens: Ungesüßter Kaffee ohne Milch dient ebenfalls der Flüssigkeitsversorgung und ist aufgrund der enthaltenen Pflanzenstoffe besonders gesund.

2. Kohlenhydrate in Maßen genießen.

Für die schnelle Energiegewinnung setzt der Körper auf Kohlenhydrate, vor allem Muskeln und Gehirn brauchen Zucker.

Süßigkeiten, gezuckerte Getränke, Gebäck, Marmelade, Honig, aber auch bestimmte Konserven (zum Beispiel manche Essiggurken oder Tomaten) oder Würzsaucen und Fertiggerichte sollten Sie aber nur in kleinen Mengen konsumieren, weil sie im Übermaß zu einer Insulinresistenz führen und infolgedessen krank machen können.

Langkettige Zucker, wie sie in Getreide und Getreideprodukten, Hülsenfrüchten (Bohnen, Erbsen, Kichererbsen, Linsen) und Kartoffeln stecken, gelten als gesünder. Sie sind wie Gemüse und wenig süßes Obst reich an Pflanzenfasern und Ballaststoffen, die der Darm als Verdauungshelfer mag. Auch diese Zucker lassen den Insulinspiegel nach einer Mahlzeit ansteigen, allerdings viel langsamer. Und das schont die Bauchspeicheldrüse und sorgt für eine länger anhaltende Sättigung.

Kartoffeln, Brot, Pasta und Reis schmecken gut als Beilagen, sollten aber sparsam eingesetzt werden, wenn Sie abnehmen möchten und körperlich mäßig aktiv sind. Nehmen Sie dann mehr Gemüse oder Salat auf den Teller.

Wenn Sie sich viel bewegen und Sport treiben, können Sie auch mehr Kohlenhydrate essen. Verbieten Sie sich nichts, das ist kontraproduktiv, weil Sie dann erst recht Lust darauf bekommen. Verändern Sie nur die Mengenverhältnisse bei Ihren Mahlzeiten.

Fehlen Kohlenhydrate über einen längeren Zeitraum, geht der Körper zunächst an seine Eiweißreserven aus der Muskulatur und erst dann an das gespeicherte Fett. Deshalb setzt man bei einer gesunden Ernährung heute auf reichlich Gemüse, ausreichend Eiweiß und gesunde Fette und dazu nach Bedarf und Belieben auf kleinere Portionen an Kartoffeln, Nudeln, Brot und Obst.

3. Ausreichend Eiweiß essen.

Einer der wichtigsten Baustoffe für Zellen, Muskulatur, Knochen, Gewebe, Hormone oder Blut sind die Aminosäuren (Eiweißbausteine). Essen Sie deshalb jeden Tag 1 bis 1,2 Gramm

Eiweiß pro Kilogramm Körpergewicht, gleichmäßig auf alle Mahlzeiten verteilt.

Bei 70 Kilogramm Körpergewicht entspricht das 70 x 1 bis 70 x 1,2, also 70 bis 84 Gramm Eiweiß pro Tag, das Ihnen aus Nahrungsmitteln zur Verfügung stehen sollte. Ideal zur Versorgung mit Eiweiß sind pflanzliche Nahrungsmittel, wie etwa getrocknete Hülsenfrüchte (100 Gramm liefern 22 Gramm Eiweiß) oder Nüsse. Sie stehen auf der Hitliste der Ernährungsmediziner wegen ihrer zahlreichen Vorzüge und ihrer darmschützenden Wirkung ganz oben. Danach kommen Fisch, Geflügel, Ei, Milchprodukte und zum Schluss rotes Fleisch.

4. Nicht an gesunden Fetten sparen.
Natürlich liefern Fette bereits in geringen Mengen viel Energie. Aber: Bestimmte Fette oder Öle sollten Sie regelmäßig essen, denn sie erfüllen wie Eiweiß Sonderfunktionen im Körper. Wichtig: Das Verhältnis von Qualität und Quantität muss bei der Fettzufuhr stimmen.

Gesundheitlich wertvoll sind die einfach ungesättigten Fettsäuren aus Oliven- oder Rapsöl. Sie stecken auch in Mandeln, Cashews und Haselnüssen. Ebenso wichtig sind die mehrfach ungesättigten Fettsäuren (vor allem die Omega-3-Fettsäuren) aus Meeresfisch (Lachs, Hering, Makrele) und Lein- oder Sojaöl. 60 bis 90 Gramm sollten es pro Tag sein. Neuere Studien haben gezeigt, dass Menschen, die viele gute Fette zu sich nehmen, am wenigsten Übergewicht entwickeln. Wer dagegen auf Fett verzichtet und viele Kohlenhydrate verzehrt, ist eher anfällig für eine Gewichtszunahme.

5. Regelmäßig Intervallfasten.
Essenspausen einhalten gehört genauso wie das Speichern von Fett für Notzeiten zu unserem biologischen Überlebensprogramm. Sonst wäre das Überstehen von Hungerzeiten unmöglich. Wählen Sie Ihr Lieblingsintervall. Falls Ihnen am Anfang das Durchhalten noch schwerfallen sollte, dürfen Sie zwischendurch diese kalorienarmen Kleinigkeiten zu sich nehmen, die den Hunger sofort stillen:

1 hart gekochtes Ei
1 Becher Hüttenkäse oder Magerquark mit Gewürzen oder Kräutern (nach Belieben)
1 Becher Ayran (türkisches Joghurtgetränk)
1 Becher Kefir
1 kleine Handvoll Nüsse
Gemüserohkost (Möhren, Selleriestangen, Gurken, Tomaten, Paprikaschoten)
1 kleine Handvoll grüne Oliven
1 großes Glas Wasser oder eine Tasse Tee

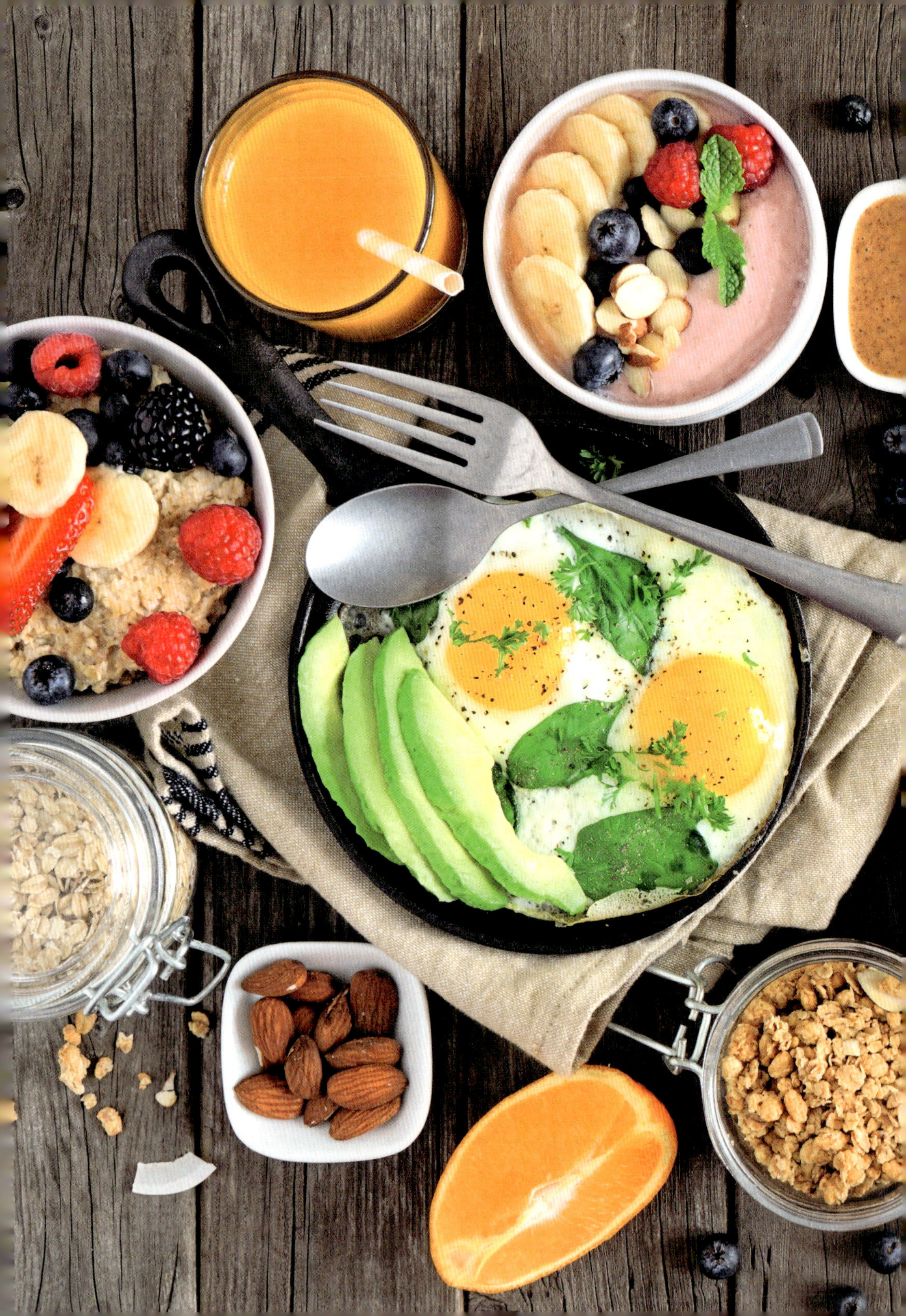

Genussrezepte

» Richtig essen in den Pausen zwischen den Pausen
» Frühstücksrezepte: kernig, süß und pikant
» Wohlfühlsuppen
» Salatklassiker
» Warme Hauptgerichte
» Desserts: lecker trotz wenig Zucker

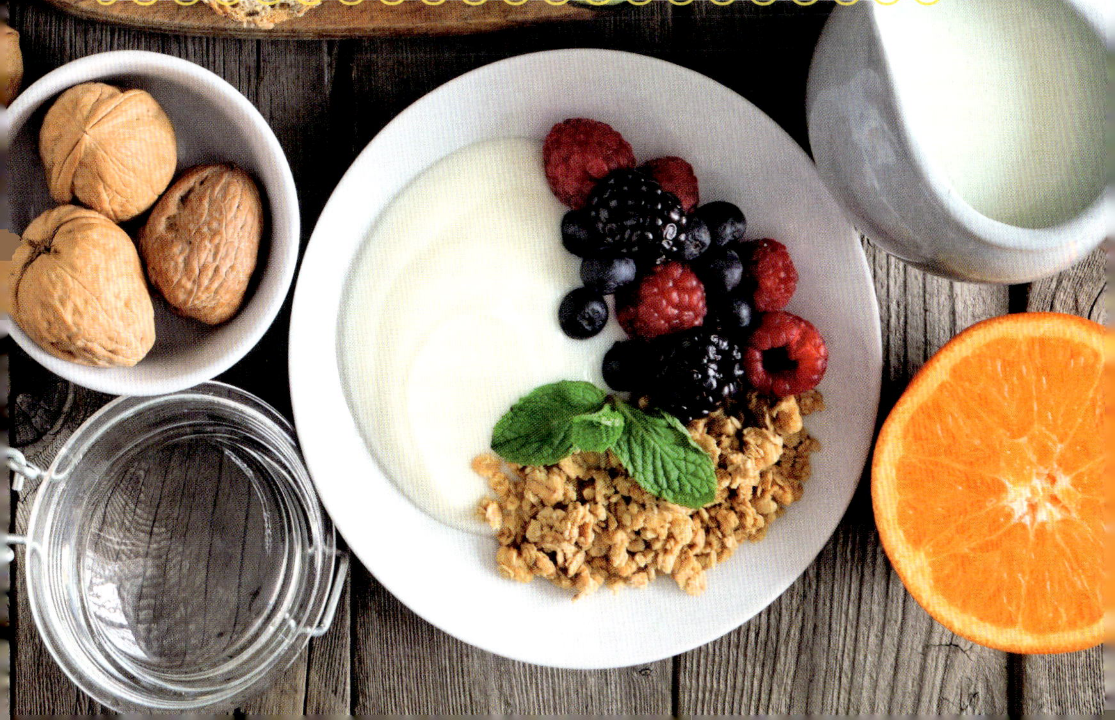

Auf den folgenden Seiten habe ich eine ganze Reihe von leckeren Rezepten zusammengestellt. Wichtig war mir dabei, dass die Gerichte ausgewogen, reich an Ballaststoffen und gesunden Fetten sind, bei insgesamt wenig Kohlenhydraten und ausreichend Eiweiß.
Das hilft laut der DIOGENES-Studie, die auf Low-Carb-Ernährungsweisen wie die mediterrane oder die nordische Diät setzt, langsam, aber sicher abzunehmen. Auf das Kalorienzählen verzichten wir. Wichtig sind zwei bis drei Hauptmahlzeiten pro Tag je nach gewähltem Fastenintervall. Hierbei kommen Sie bei drei Hauptmahlzeiten jeden Tag auf ca. 2500 Kalorien. Es wird an den Esstagen also bewusst nicht reduziert.

Wichtig: Genießen Sie jede Mahlzeit und jeden Bissen, kauen Sie gut und langsam und nehmen Sie sich Zeit! Trinken Sie zu jeder Mahlzeit 1 bis 2 Gläser bzw. Tassen stilles Wasser, Kräutertee oder schwarzen Kaffee.

Gut in den Tag starten

Die meisten Menschen, die frühstücken, essen gerne etwas Kohlenhydratreiches, wahlweise in süßen oder pikanten Varianten. Beim Schlafen werden Energiereserven verbraucht, so kann sich morgens zwischen 6 und 9 Uhr durchaus ein gesundes Hungergefühl einstellen. Jetzt läuft der Stoffwechsel auf Hochtouren an. Ein großes Frühstück (»wie ein Kaiser«) kann in der richtigen Kombi ausreichend Nährstoffe liefern für gute Konzentration am Vormittag.

Trotzdem gilt das Frühstück aus ernährungswissenschaftlicher Sicht nicht mehr als die wichtigste Mahlzeit des Tages. Und wer es auslässt, hat auch kein erhöhtes Risiko für Heißhungerattacken am Vormittag. Zu diesem Ergebnis kamen Ernährungswissenschaftler der Monash University in Melbourne, die mehrere Hundert Studien zum Thema Frühstück auswerteten. Außerdem zeigte sich, dass Nicht-Frühstücker etwas weniger wogen als regelmäßige Frühstücker – allerdings war dieser Effekt nicht sehr ausgeprägt.

Wer morgens noch nichts runterbekommt, aber nicht pausieren möchte, kann sein Frühstück natürlich auch später am Vormittag verzehren. Wichtig ist nur, dass Sie Ihrem Fastenintervall nicht in die Quere kommen.

Die wichtigsten Komponenten, aus denen Sie Ihr Frühstück zusammenstellen können, sind:

- Kohlenhydrate und Ballaststoffe für Energie und eine gesunde Verdauung (zum Beispiel Müsli oder Vollkornbrot)
- Vitalstoffe und Ballaststoffe aus Obst oder Gemüserohkost
- Eiweiß aus Eiern, Milch und Milchprodukten oder Pflanzendrinks (Soja- und Nussdrinks).

Frühstück

» Gestalten Sie Ihr Frühstück einfach ganz nach Ihren Vorlieben, so starten Sie gut gelaunt in den Tag. Wenn Sie die wichtigsten Dinge auf den vorherigen Seiten berücksichtigen, kann nichts mehr schiefgehen.

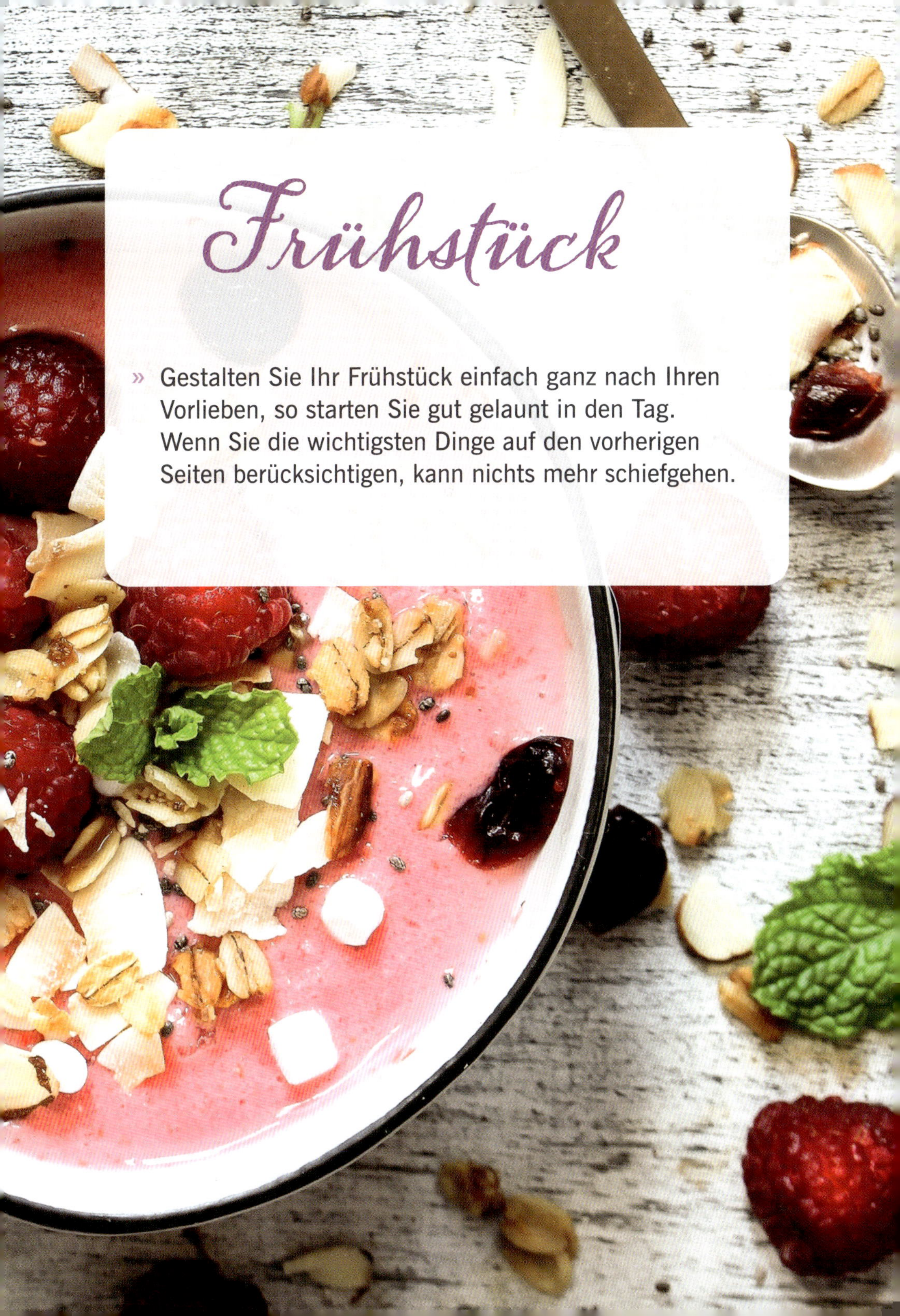

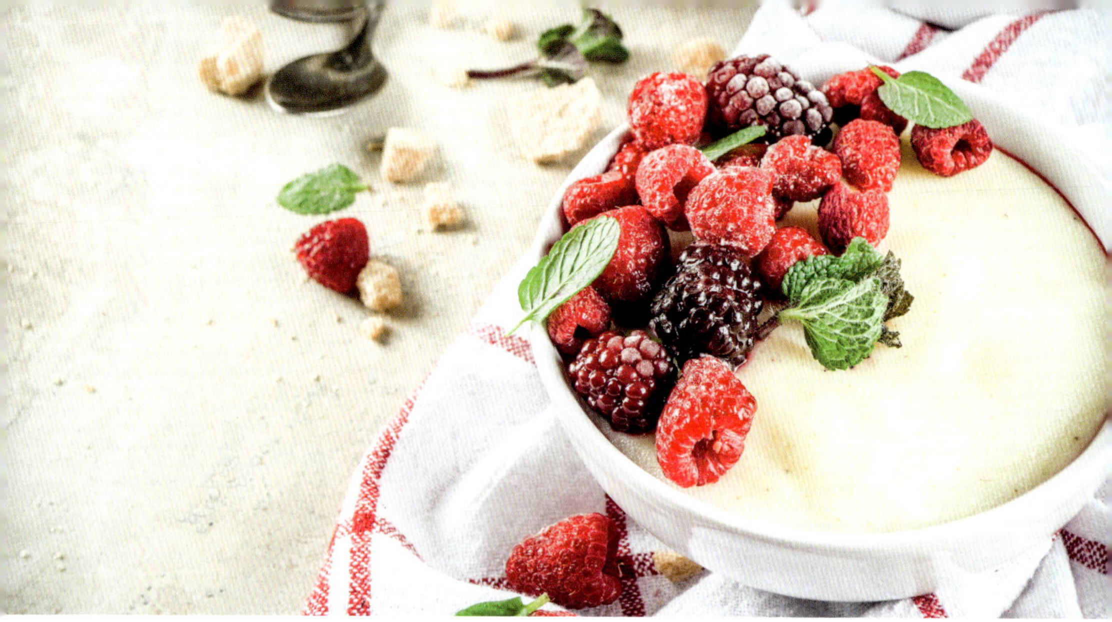

Dinkelporridge mit Obst

Mitnehm-Frühstück
Für 2 Portionen
400 ml Milch oder Soja- oder Nussdrink
150 g Dinkelflocken (großblättrig)
1 Prise Salz
1 reifer, fester Apfel (oder Birne)
1 TL Zitronensaft
1 TL Butter
1 Prise Zimt nach Belieben
1 ½ EL Honig oder Agavendicksaft

300 ml Milch, Dinkelflocken und Salz aufkochen, bei kleiner Hitze unter Rühren 15–20 Min. köcheln. Wird der Porridge zu fest, die restliche Milch zugießen.
Apfel oder Birne waschen, vierteln und das Kerngehäuse entfernen. Die Viertel in Spalten schneiden und mit Zitronensaft mischen.
Die Butter in einer Pfanne zerlassen und die Obststücke darin goldbraun anbraten. Mit dem Zimt bestäuben, etwas Honig oder Agavendicksaft unterrühren, kurz aufkochen und vom Herd ziehen. Den Porridge in Schälchen füllen, das Obst darauflegen. Nach Belieben mit noch etwas Honig oder Agavendicksaft beträufeln.

Variante: Schneller geht's, wenn Sie ein paar TK-Beeren und ein paar Minzblätter zum Porridge geben.

Quinoaporridge mit Blaubeeren

Mitnehm-Frühstück
Für 2 Portionen
50 g Quinoa
100 ml Wasser
100 ml Reis-Kokos-Drink
1 Prise Vanillepulver
100 g Blaubeeren
1 TL Chia-Samen
1 TL Kokosraspel oder Mandeln

Die Quinoa in einen Topf streuen und mit Wasser, Reis-Kokos-Drink und Vanille verrühren. Zum Kochen bringen und bei kleiner Hitze ca. 15 Min. unter gelegentlichem Umrühren köcheln lassen.

Die Blaubeeren waschen.

Den fertigen Brei in ein Schälchen geben und leicht abkühlen lassen. Die Beeren darauflegen, alles mit Chia-Samen und – je nach Geschmack – Kokosraspeln oder Mandeln bestreuen.

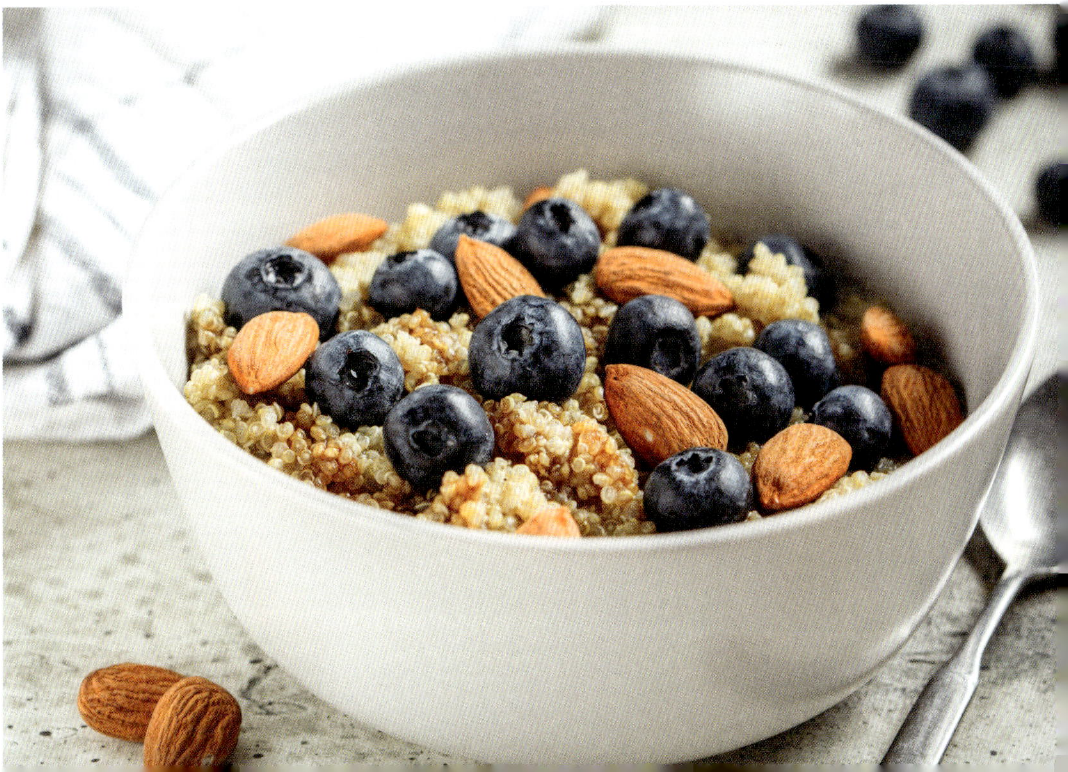

Bircher-Müsli

Mitnehm-Frühstück
Für 2 Portionen

½ fester Apfel
ein paar Spritzer Zitronensaft
75 g Quark (halbfett)
2 EL Haferflocken, kernig
5 g gerösteter, geschroteter Buchweizen
1 Prise Zimtpulver

Den Apfel waschen, schälen, das Kerngehäuse rausschneiden und das Fruchtfleisch auf einer Reibe fein raspeln. Mit etwas Zitrone beträufeln, mit Quark, Haferflocken und Buchweizen mischen und über Nacht quellen lassen.
Am nächsten Morgen alles noch mal durchrühren und mit einer Prise Zimt abschmecken.

Topping: Pro Portion 1 Teelöffel Ihrer Lieblingsmarmelade unterrühren oder frische Beeren und 1 Esslöffel gehackte Mandeln (am besten geröstet!) daruntermischen.

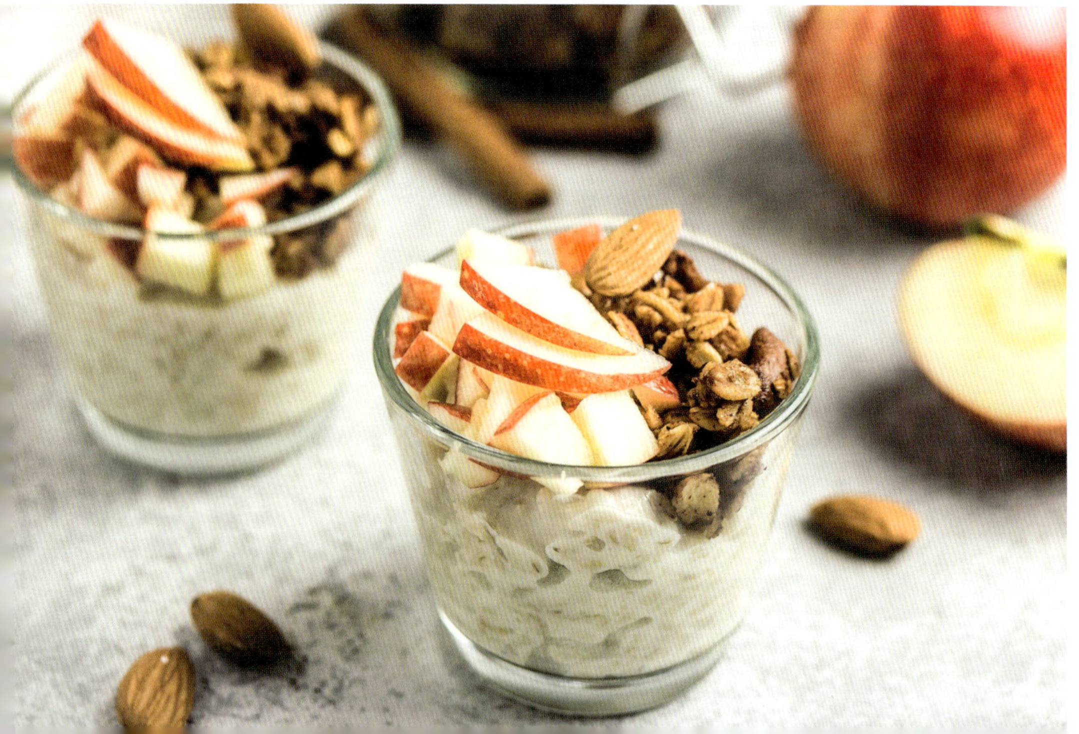

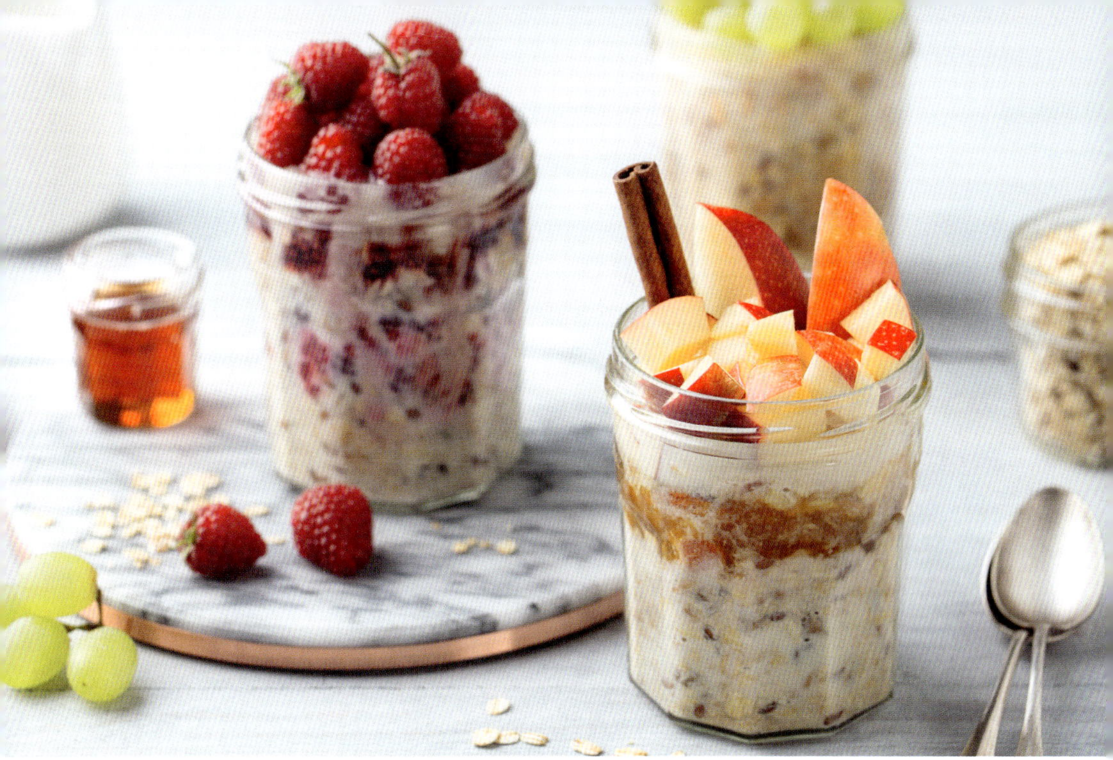

Overnight Oats

Für 2 Portionen
4 EL Haferflocken, kernig
125 ml Nuss- oder Sojadrink
1 TL Leinsamen, geschrotet
1 Prise Vanillepulver

Alle Zutaten miteinander verrühren und über Nacht kaltstellen. Morgens noch mal durchrühren, Topping nach Wunsch unterrühren, fertig!

Topping: ½ klein geschnittene Banane, 1 kleine Handvoll gemischte Beeren (auch TK) oder ein anderes Obst mit 1 Esslöffel gehackten Mandeln (geröstet); oder ½ klein geschnittener Apfel, Leinsamen und Zimtpulver mit Cashews; oder Granatapfelkerne, Mangostückchen und Kokosflocken.

TIPP: Ballaststoffe aus Haferflocken oder Haferkleie helfen durch den Inhaltsstoff Beta-Glukan dabei, den Cholesterinspiegel zu senken. 4 bis 6 Esslöffel sind eine ideale Portion.

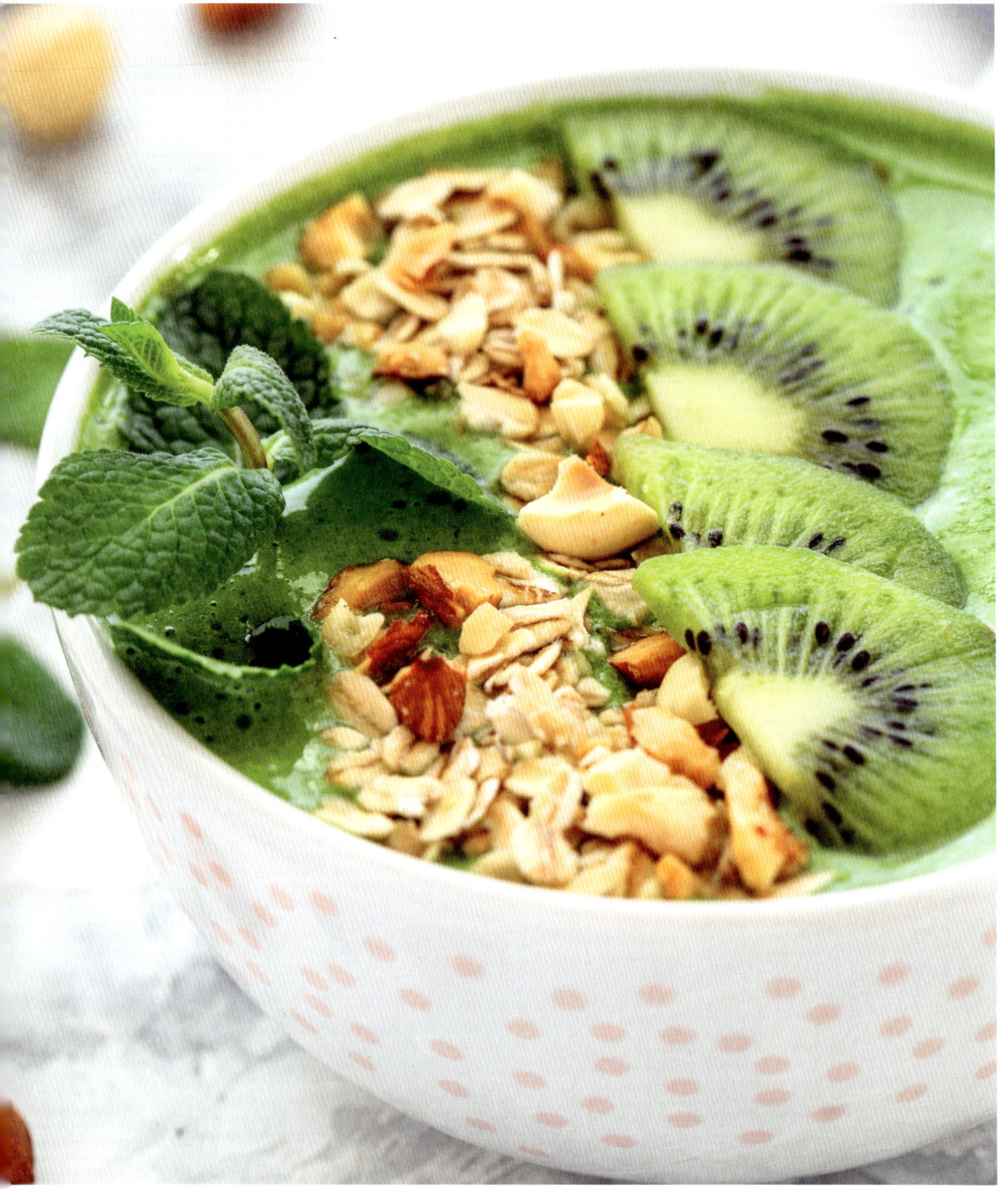

Grüne Smoothie-Bowl

Für 1 Portion
100 g Avocado
1 cm frische Ingwerwurzel
100 ml Apfelsaft
150 g Blatt- oder Babyspinat (TK, aufgetaut)
1 Prise Zimtpulver
4 EL Chia-Samen
¼ Banane
gehackte Mandeln (oder Cashews)

Avocado und Ingwer schälen und grob zerkleinern. Mit Apfelsaft, Spinat und Zimt in einem Mixer cremig pürieren. Alles in eine Schüssel geben und mit 3 Esslöffel Chia-Samen verrühren. Ca. 15 Min. quellen lassen. Die Banane in Scheiben schneiden und auf die Bowl legen, mit den übrigen Chia-Samen und den Nüssen garnieren.

Variante: Sie können die Smoothie-Bowl auch mit Beeren zubereiten. Dann statt Spinat und Avocado 250 g Beeren nach Wahl (6 bis 8 Beeren für die Deko aufheben) und 4 Esslöffel körnige Haferflocken mit dem Apfelsaft vermischen. Quellen lassen und vor dem Servieren mit Kiwischeiben belegen und mit Kokosraspeln bestreuen.

TIPP: Achten Sie auf Zuckerfallen: Cerealien, Cornflakes, Fertigmüsli-Mischungen, Müsliriegel, Fruchtjoghurt, Frühstücksdrinks und auch Gebäck können reichlich Zucker enthalten. Besser sind ungesüßte Produkte, die Sie nach Geschmack mit Obst oder Honig süßen.

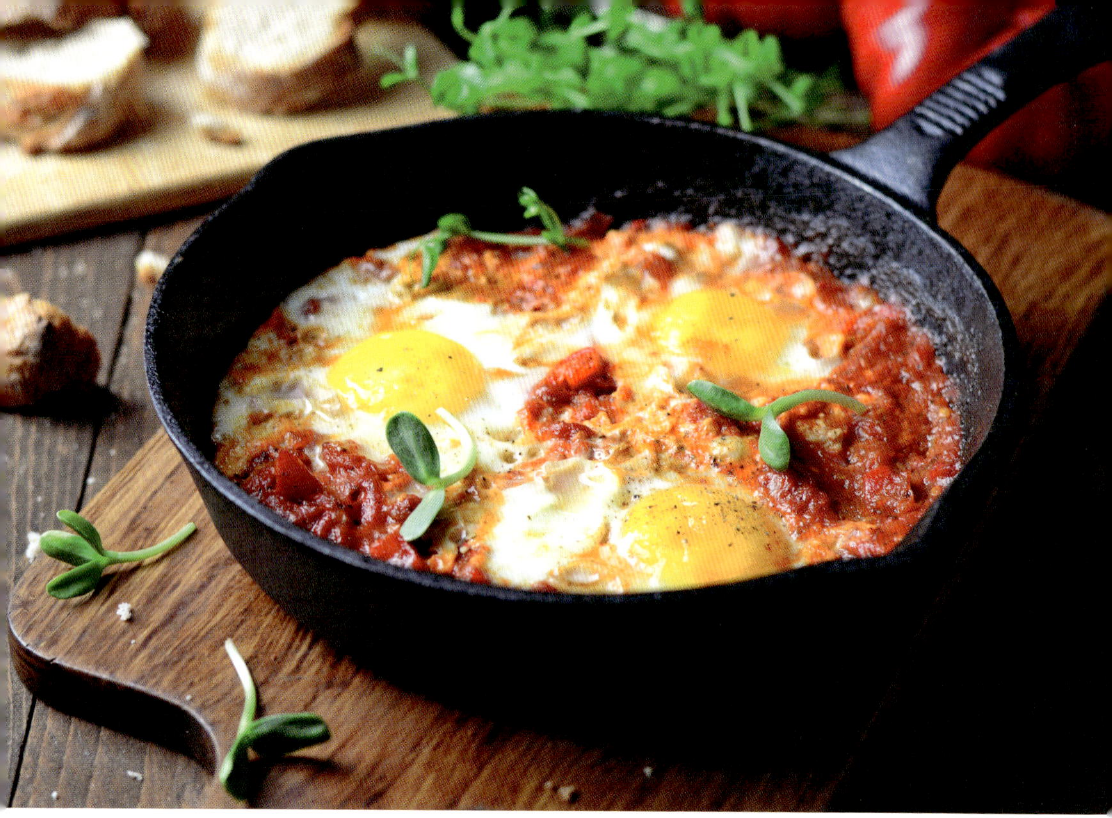

Shakshuka

Für 2 Portionen

1 rote Zwiebel
1 rote Paprikaschote
1 EL Olivenöl
½ TL Chiliflocken
400 g stückige Tomaten (Dose)
Salz und schwarzer Pfeffer aus der Mühle
½ TL Paprikapulver, edelsüß
2 Eier
½ Bund glatte Petersilie

Die Zwiebel abziehen und die Paprikaschote waschen und putzen. Beides in kleine Würfel schneiden.
In einer tiefen Pfanne das Öl erhitzen und Zwiebeln, Paprika und Chiliflocken darin andünsten. Die Tomaten hinzugeben und alles mit Salz, Pfeffer und Paprikapulver würzen. 3–5 Min. einkochen lassen, bis die Sauce dickflüssig wird.
In der Tomatensauce zwei kreisrunde Stellen freimachen und in jede Mulde vorsichtig ein Ei hineinschlagen. Den Deckel auflegen und die Eier in 5 Min. bei kleiner Hitze pochieren, bis das Eiweiß fest ist.
Vor dem Servieren die Petersilie waschen, fein hacken und über die Shakshuka streuen.

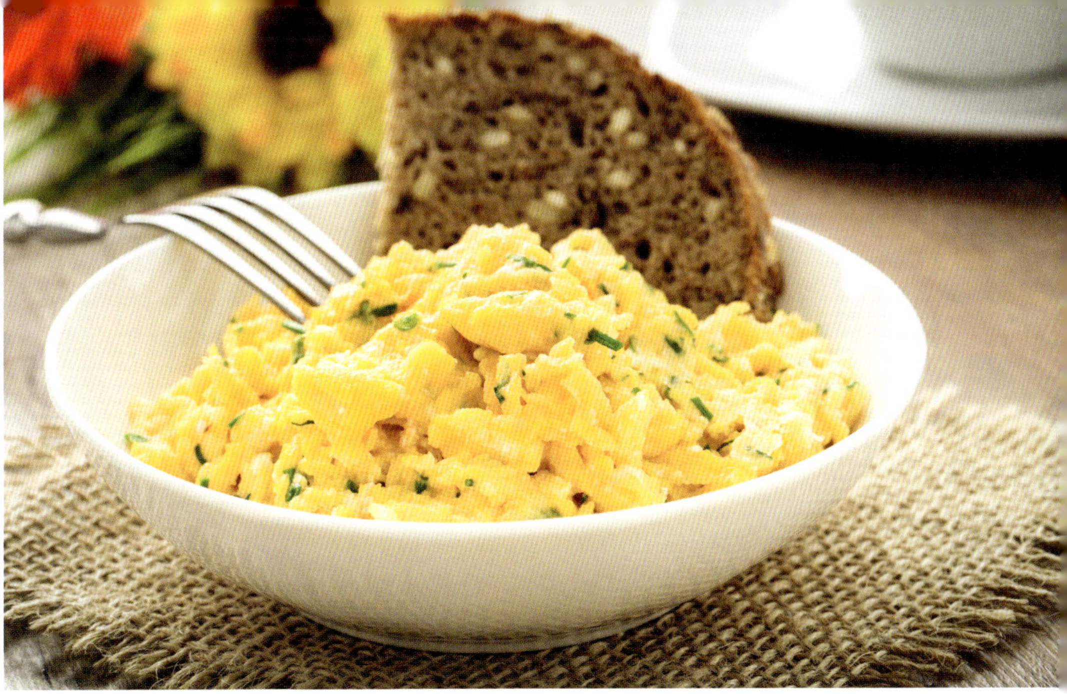

Kräuterrührei

Für 2 Portionen
je ½ Bund Schnittlauch und Petersilie (oder Basilikum, Koriander oder Kerbel)
2 Eier
2 EL Soja- oder Nussdrink
Salz und Pfeffer aus der Mühle
1 EL Rapsöl
Nach Belieben: Käse (Feta- oder Mozzarellawürfel, gehobelter Parmesan oder Emmentaler), Tomatenwürfel, Frühlingszwiebeln in Ringen, Paprikawürfel, geschnittene Pilze

Die Kräuter waschen, trocken schütteln, eventuell von den Stängeln abzupfen und fein hacken. Eier mit Kräutern und Soja- oder Nussdrink verquirlen, mit Salz und Pfeffer würzen. Nach Belieben Käse und/oder Gemüsewürfel hinzufügen. Das Öl in einer Pfanne erhitzen. Die Eimasse dazugießen und bei mittlerer Hitze unter gelegentlichem Umrühren stocken lassen.

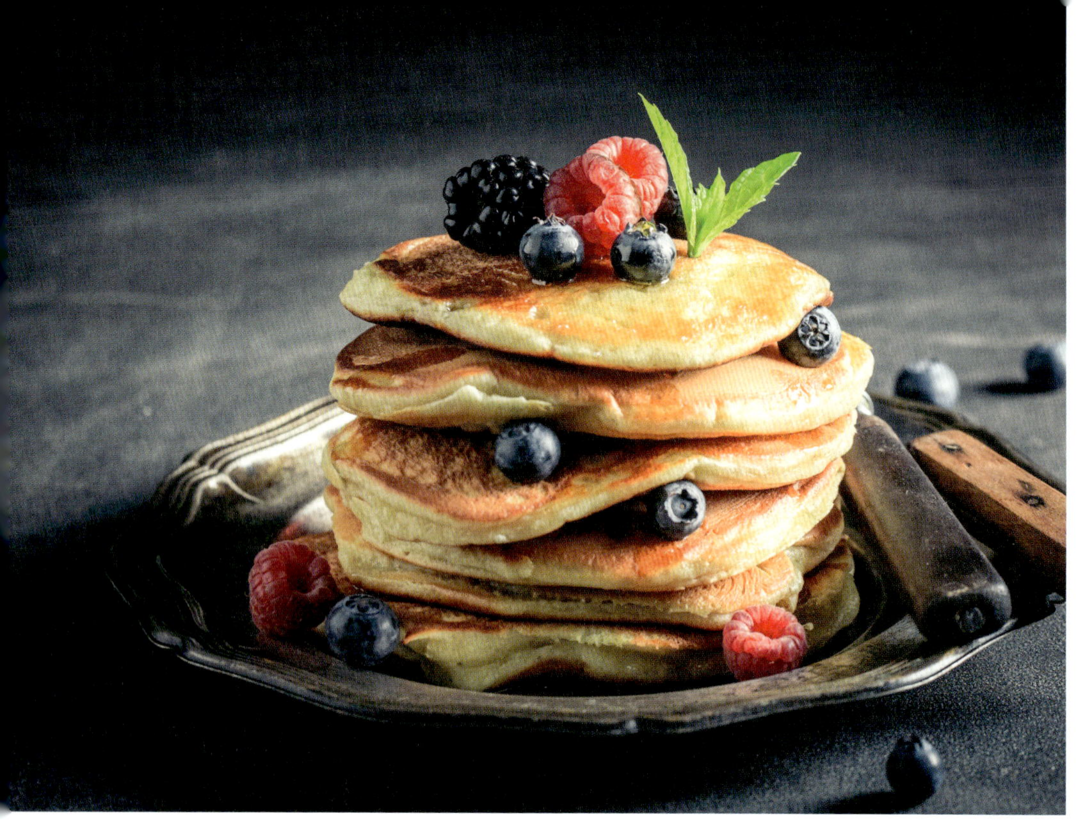

Wochenend-Pancakes

Für 10 Stück
250 g Magerquark
100 g Dinkel- oder Buchweizenmehl
100 ml Milch oder Pflanzendrink
1 Prise Salz
3 Eier
3 TL Rohrohrzucker
2 EL Rapsöl

Quark, Mehl, Milch, Salz, Eier und Zucker miteinander zu einem glatten Teig verrühren.
1 Teelöffel Öl in eine Pfanne geben und erhitzen. Den Teig darin portionsweise zu kleinen, goldbraunen Pancakes ausbacken. Bei Bedarf Öl nachgießen.

Toppings: Beeren, Bananenscheiben, Maracuja, Ananasstückchen, Kakaonibs

Wohlfühlsuppen

» Diese feinen und rasch zubereiteten Suppen sind ideal als Mitnehmmahlzeit oder schnelles Abendessen.

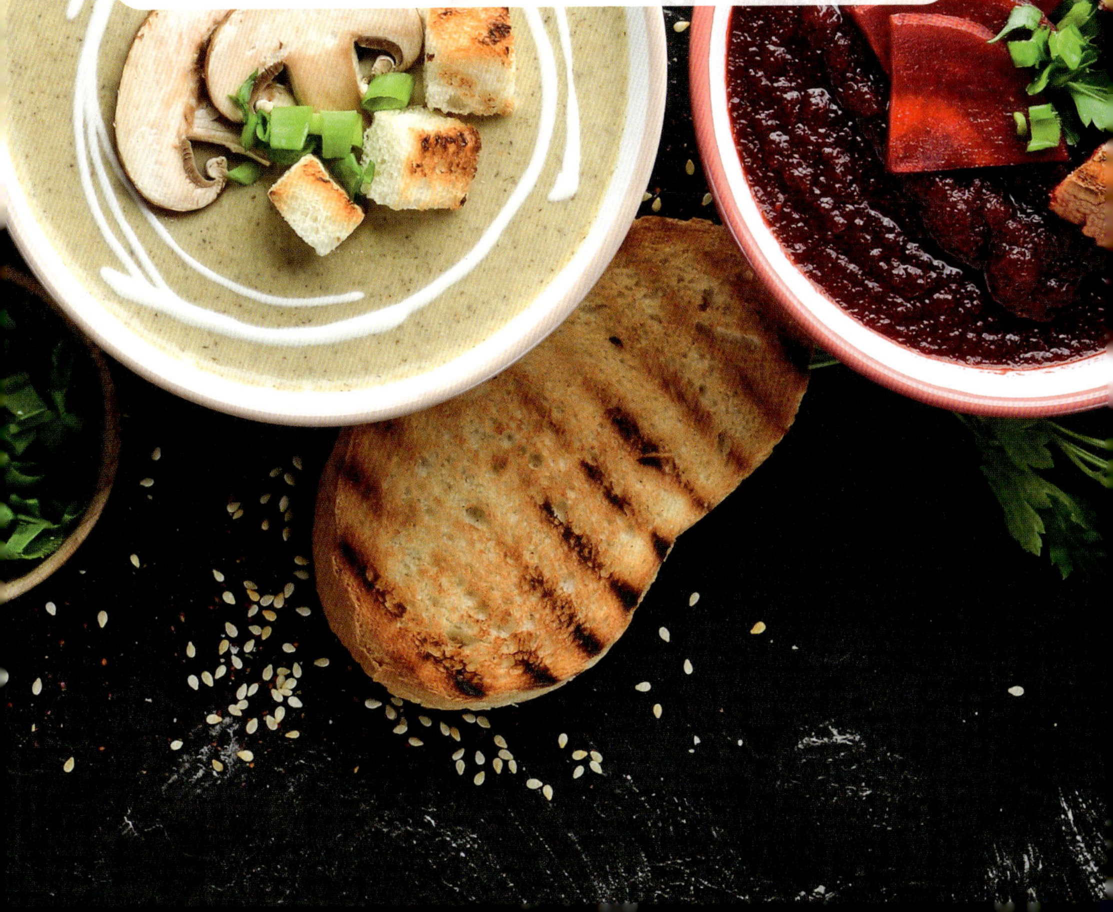

Minestrone

Für 4 Portionen
2 Möhren
3 Stangen Staudensellerie
1 Zwiebel
2 Knoblauchzehen
4 EL Olivenöl
750 ml Gemüsebrühe
300 g grüne TK-Bohnen
2 Dosen (à 425 ml) weiße Riesenbohnen
1 Zucchini
1 Dose (à 425 ml) stückige Tomaten
Salz und Pfeffer aus der Mühle
6 Stängel Basilikum
geriebener Parmesan

Die Möhren schälen, den Sellerie putzen, waschen und beides klein schneiden. Zwiebel und Knoblauch abziehen und klein würfeln. Das Öl in einem großen Topf erhitzen und darin das Gemüse bei mittlerer Hitze andünsten. Die Gemüsebrühe angießen, die TK-Bohnen einrühren und alles zum Kochen bringen. Zugedeckt bei kleiner Hitze 5–8 Min. köcheln lassen.
Auf einem Sieb die weißen Bohnen abspülen und abtropfen lassen. Die Zucchini putzen, waschen, längs halbieren und in Scheiben schneiden. Bohnen, Zucchini und Tomaten in die Suppe geben, einmal durchrühren und ca. 5 Min. weitergaren. Mit Salz und Pfeffer würzen.
Das Basilikum waschen, die Blätter abzupfen und zum Servieren über die Suppe geben. Nach Belieben mit Parmesan bestreuen und genießen.

Dazu schmeckt: Ciabatta

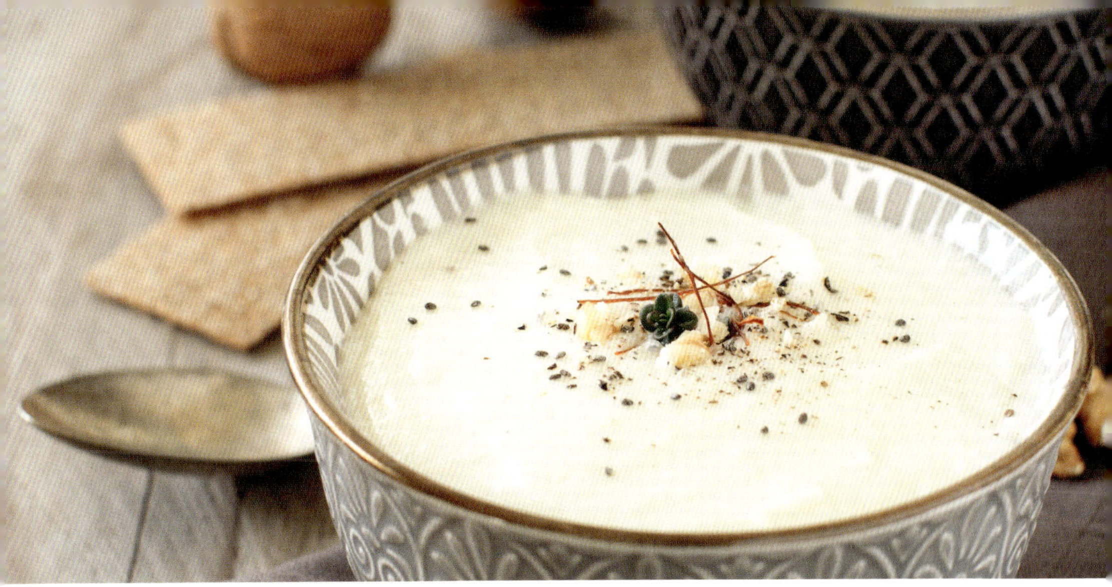

Blumenkohlsuppe mit Kokos

Für 4 Portionen

1 großer Blumenkohl
1 Zwiebel
3 EL Kokosöl
1 EL Zitronensaft
1 Dose (à 400 ml) ungesüßte Kokosmilch
Salz und Pfeffer aus der Mühle
1 Prise Muskatnuss
Kokoschips
1 Beet Kresse
Chiliflocken

Den Blumenkohl putzen, waschen und in Röschen teilen. 3–4 Röschen in ca. 1 cm dicke Scheiben schneiden und beiseitestellen. Die Zwiebel abziehen und klein würfeln. 2 Esslöffel Öl in einem großen Topf erhitzen, Zwiebel und Blumenkohl darin ca. 5 Min. andünsten. Den Zitronensaft darübergeben. Kokosmilch und 500 ml heißes Wasser angießen, zum Kochen bringen und kräftig mit Salz und Pfeffer würzen. Zugedeckt ca. 10 Min. köcheln.

Die Suppe mit einem Stabmixer fein pürieren, mit Salz, Pfeffer und Muskat abschmecken.

Das restliche Öl in einer Pfanne erhitzen und die beiseitegestellten Blumenkohlscheiben darin in 4 Min. von beiden Seiten dünsten.

Die Suppe in Teller geben, mit Blumenkohlscheiben und Kokoschips anrichten. Mit Kresse und Chiliflocken bestreuen.

Variante: Wer mag, gibt noch 200 g frischen, geputzten Blattspinat zur Suppe und gart ihn 2 Min. mit, bevor es ans Pürieren geht.

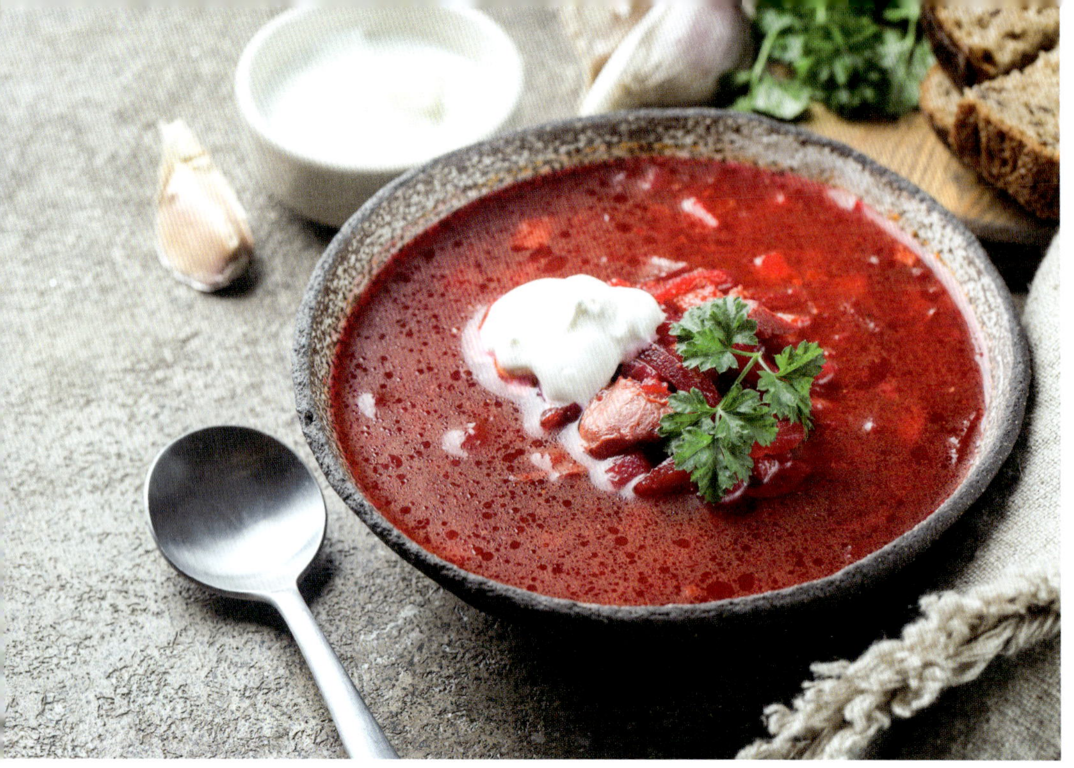

Rote-Bete-Suppe mit Buttermilch

Für 4 Portionen

1 Zwiebel
150 g Kartoffeln
500 g Rote Bete (gegart, vakuumverpackt)
2 EL Rapsöl
750 ml Gemüsebrühe
3 Stängel Dill
½ Bund Schnittlauch
Salz und schwarzer Pfeffer aus der Mühle
150 ml Buttermilch
150 g saure Sahne

Die Zwiebel abziehen, die Kartoffeln schälen. Beides klein würfeln. Die Rote Bete in grobe Würfel schneiden. Das Öl in einem großen Topf erhitzen und die Gemüsewürfel darin andünsten. Die Brühe dazugießen und alles zum Kochen bringen, zugedeckt bei kleiner Hitze ca. 15 Min. köcheln lassen.
Dill und Schnittlauch waschen, trocken schütteln; die Spitzen vom Dill fein hacken, den Schnittlauch in Röllchen schneiden. Die Suppe mit einem Stabmixer cremig pürieren, mit Salz und Pfeffer würzen. Die Buttermilch einrühren und die Suppe servieren. Mit je 1 Esslöffel saurer Sahne und den Kräutern garnieren.

Kürbissuppe

Für 4 Portionen
1 große Zwiebel
1 kg Hokkaido-Kürbis
1 EL Rapsöl
Salz und schwarzer Pfeffer aus der Mühle
2 Msp. Cayennepfeffer
1 TL getrockneter Thymian
400 ml fettarme Milch
2 Scheiben Toastbrot
Saft von ½ Zitrone
Kürbiskernöl

Die Zwiebel abziehen und fein würfeln. Den Kürbis gut waschen, putzen und die Kerne mit einem Löffel herauskratzen; das Fruchtfleisch ungeschält grob würfeln. Das Öl in einem Topf schmelzen, Zwiebeln und Kürbis darin dünsten. Mit Salz, Pfeffer, Cayennepfeffer und Thymian würzen.
300 ml heißes Wasser und die Milch zugießen, alles zum Kochen bringen. Zugedeckt bei kleiner Hitze 20 Min. köcheln lassen. Das Toastbrot knusprig toasten, die Rinde abschneiden und den Rest klein würfeln.
Die Suppe mit dem Stabmixer cremig pürieren, mit Salz, Pfeffer und Zitronensaft abschmecken. Mit den Croûtons und je 1 Teelöffel Kürbiskernöl beträufelt servieren.

Variante: Für einen Asia-Touch können Sie statt des Thymians auch 1 Esslöffel Currypulver und 1 cm geschälte Ingwerwurzel mit andünsten.

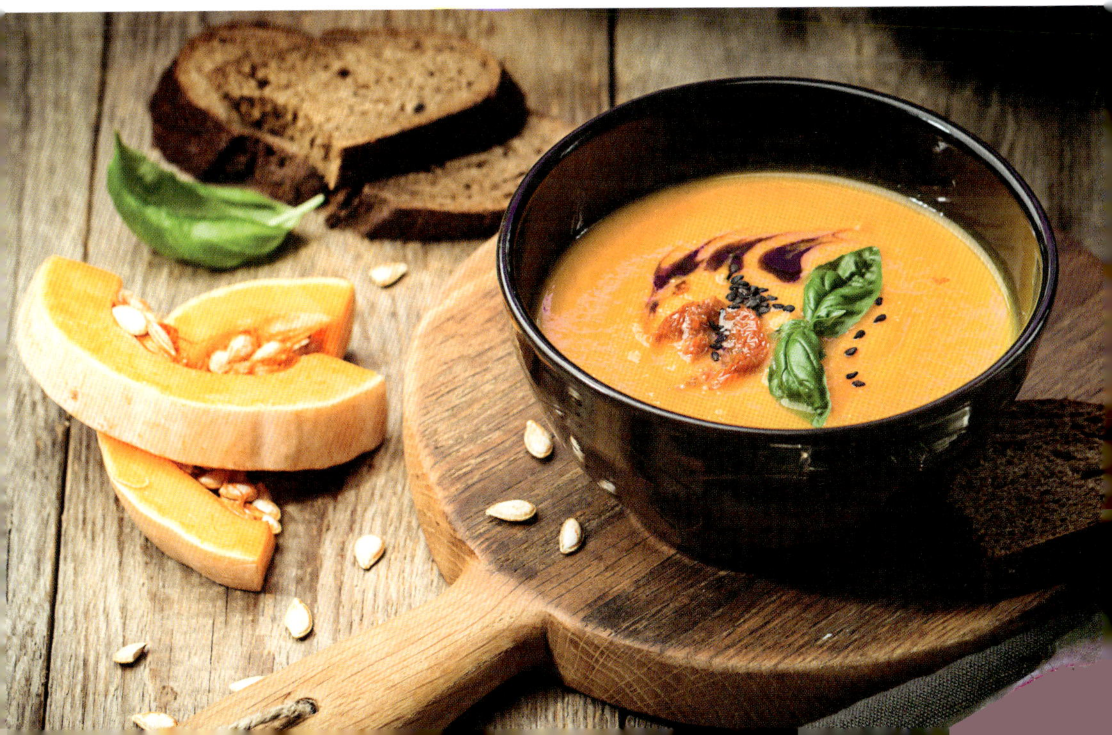

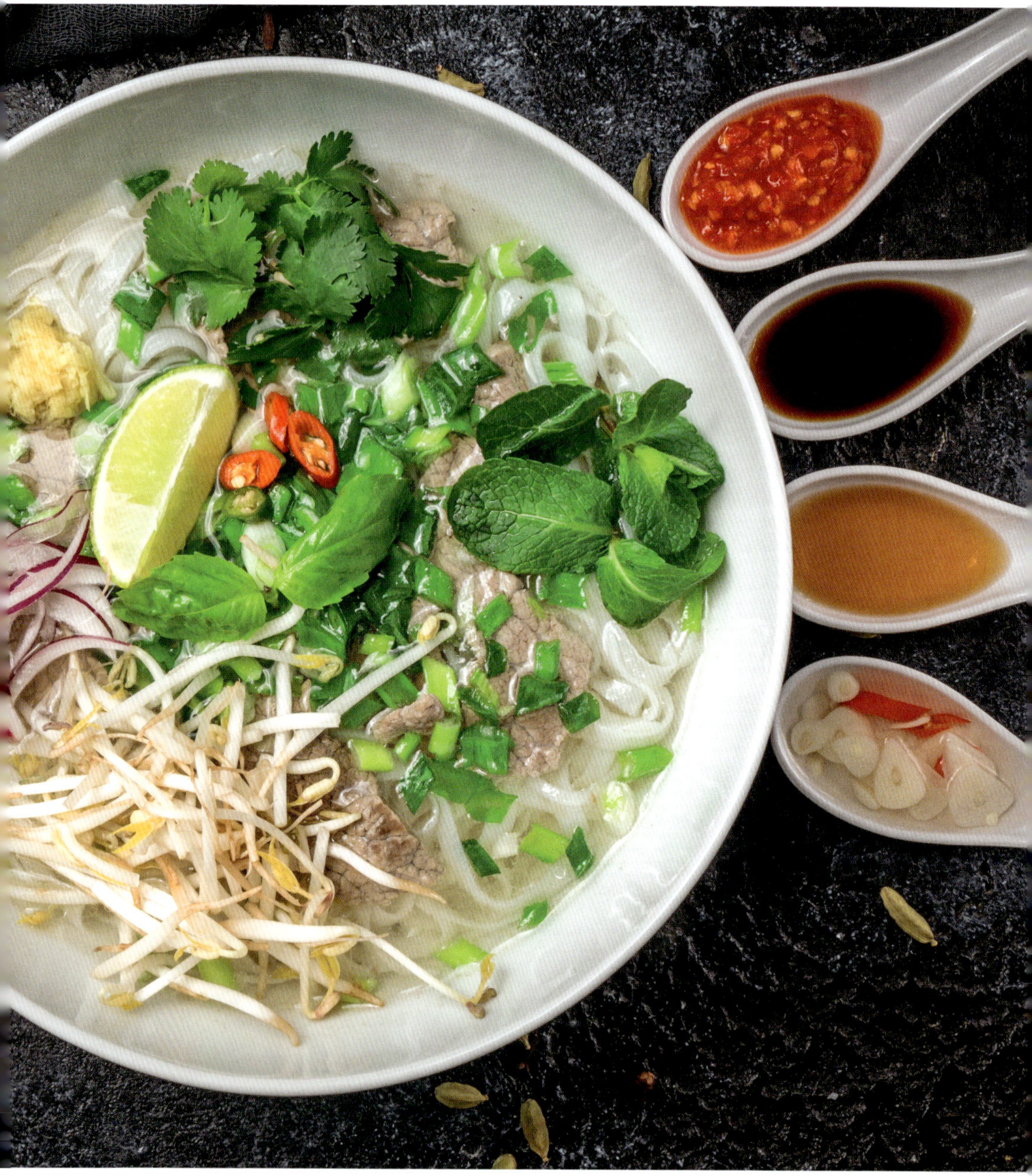

Pho-Suppe

Für 4 Portionen
6–7 Knoblauchzehen (nach Belieben)
1 große Ingwerknolle
4 l Rinderbrühe
8 Sternanis
3 lange Zimtstangen
10 getrocknete Gewürznelken
3 Kardamomkapseln
je 1 Bund Koriander, Thai-Basilikum, Minze
2 Limetten
1 Bund Frühlingszwiebeln
3 kleine rote Chilis
1 kleine Tüte Mungobohnen-sprossen
400 g gutes Rindfleisch (Rinderhüfte oder Entrecôte)
Reisnudeln
Nach Belieben: Sriracha-Sauce, Fischsauce, Hoisin-Sauce

Knoblauch und Ingwer schälen und in dünne Scheiben schneiden. Zusammen mit der Rinderbrühe, Sternanis, Zimt, Nelken und Kardamom in einen großen Topf geben, zum Kochen bringen und mindestens 60 Min. bei kleiner Hitze köcheln lassen.
Die Kräuter waschen und abzupfen. Die Limetten heiß waschen und achteln. Frühlingszwiebeln und Chilis waschen, putzen, Chilis entkernen; beides in kleine Ringe schneiden. Die Mungobohnensprossen waschen und gut abtropfen lassen.
Das Fleisch waschen, trocken tupfen und senkrecht zur Faser in 2–4 mm dünne Scheiben schneiden. Alle Suppenbeilagen in kleinen Schälchen anrichten.
Die Reisnudeln nach Packungsanleitung kochen und auf einem Sieb abgießen.
Pro Person in einer Schale Fleisch und Nudeln anrichten.
Mit kochender Brühe übergießen (das Fleisch gart so und bleibt innen rosa). Mit Kräutern, Sprossen und Saucen nach Geschmack würzen.

Linsen-Dal

Für 4 Portionen
1 Zwiebel
2 Knoblauchzehen
1 EL Butter
½ TL Kurkumapulver
1 TL Garam Masala
1 TL gemahlener Kreuz-kümmel
¼ TL Chiliflocken
175 g rote Linsen
440 g gestückelte Tomaten
400 ml Gemüsebrühe
300 ml Kokosmilch
Saft von ½ Zitrone
frischer Koriander

Zwiebel und Knoblauch abziehen und fein würfeln. Die Butter in einem großen Topf schmelzen lassen und Zwiebel und Knoblauch darin 2–3 Min. andünsten, dann Kurkuma, Garam Masala, Kreuzkümmel und Chiliflocken dazugeben und kurz unter Rühren anbraten. Linsen, Tomaten, Brühe, Kokosmilch und Zitronensaft hinzugeben.
Kurz aufkochen und bei kleiner Hitze ca. 20 Min. köcheln lassen, bis die Linsen fast weich sind. Den Koriander waschen, trocken schütteln und die Blättchen abzupfen. Die Suppe vor dem Servieren damit bestreuen.

Dazu schmeckt: frischer Joghurt und Fladenbrot

Salatklassiker

- Ganz egal, ob als To-go-Gericht für die Mittagspause oder als leichtes Abendessen – Salate schmecken immer und sind reich an gesunden Vital- und Ballaststoffen.
- Jede Jahreszeit bietet neue knackig-frische Zutaten. Kaufen Sie diese frisch, regional und saisonal und am besten in Bio-Qualität.

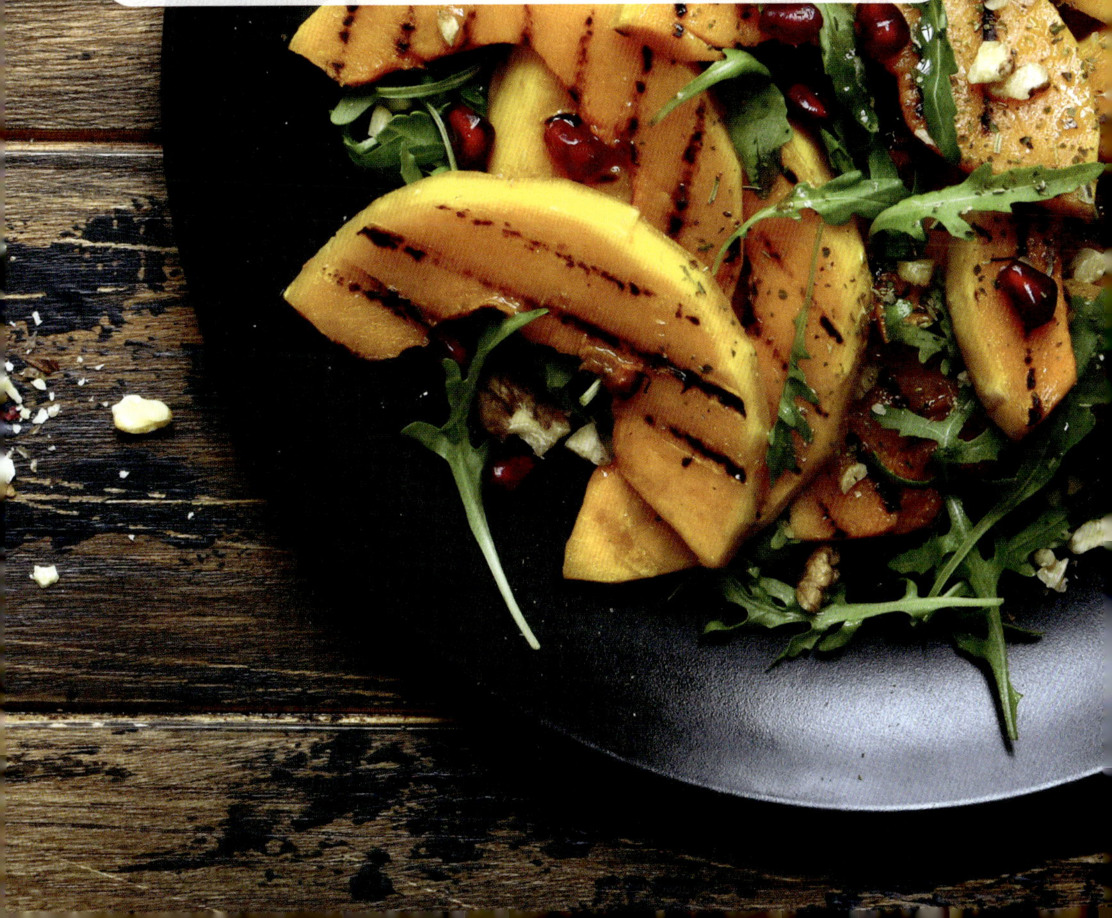

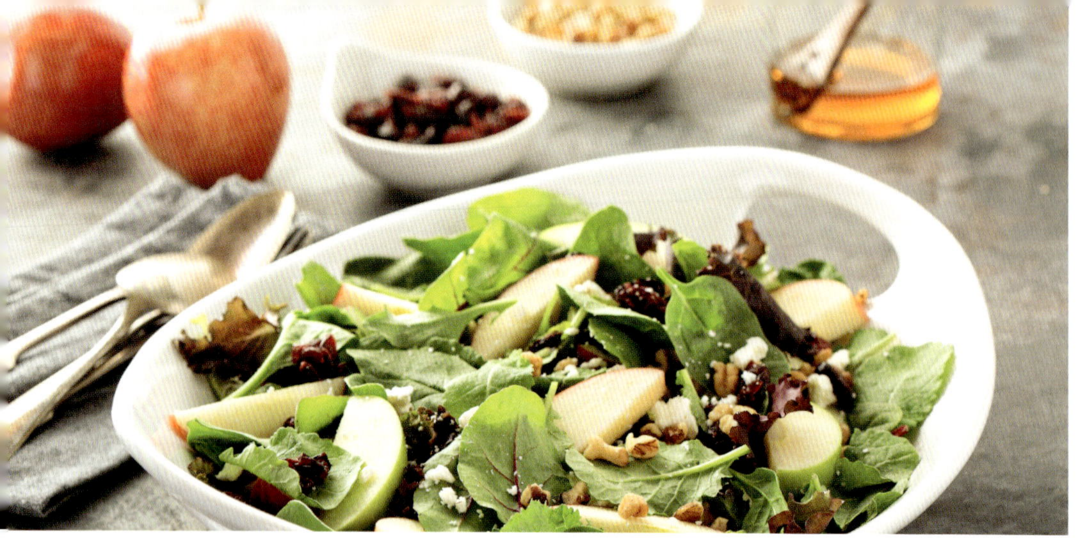

Waldorf-Salat

Für 4 Portionen

1 zimmerwarmes Ei
200 ml Rapsöl
Salz und schwarzer Pfeffer aus der Mühle
Saft von 1 mittelgroßen Zitrone
5 Stangen Staudensellerie
1 säuerlicher Apfel
2 fruchtig süße Äpfel
100 g Walnusskerne
1 Baby-Romanasalat

Für die Mayonnaise in einer Schüssel das Ei verquirlen, dann tröpfchenweise das Öl unterrühren. Sobald die Masse cremiger wird, das Öl in einem dünnen Strahl dazugeben und immer weiter quirlen, bis eine Creme entstanden ist. Mit Salz, Pfeffer und etwas Zitronensaft würzen, abdecken und kalt stellen.
Die Selleriestangen waschen, putzen, in feine Streifen schneiden und in eine große Schüssel geben. Die Äpfel waschen, vierteln, vom Kerngehäuse befreien und in feine Spalten schneiden, mit dem restlichen Zitronensaft beträufeln und unter den Sellerie mischen. 4 Esslöffel von der Mayonnaise untermischen und den Salat 1 Std. marinieren.
Die Walnusskerne grob zerkleinern. Den Romanasalat zerteilen, waschen, trocken schleudern und die Blätter auf Tellern auslegen. Den Waldorfsalat darauf anrichten und mit Nüssen bestreuen.

TIPP: Unter die restliche Mayonnaise können Sie eine Knoblauchzehe pressen. So bekommen Sie ein köstliches Aioli, das gut auf Toastbrot oder gerösteten Baguettescheiben schmeckt. Die Mayonnaise ist maximal 2 Tage im Kühlschrank haltbar.

Griechischer Salat

Für 4 Portionen
200 g Schafsfeta
ca. 80 ml bestes Olivenöl
1 EL getrockneter Oregano
1 Bio-Salatgurke
je 1 rote und 1 grüne Paprikaschote
2 rote Zwiebeln
500 g Tomaten
80 g Oliven (Kalamata, entsteint)
Saft von 1 Zitrone
Salz, schwarzer Pfeffer aus der Mühle

Den Feta mit etwas Olivenöl beträufeln und mit Oregano bestreuen, anschließend würfeln.
Die Gurke waschen, mit einem Teelöffel die Kerne herauskratzen und das Fruchtfleisch klein würfeln. Die Paprikaschoten waschen, putzen und in kurze Streifen schneiden.
Die Zwiebeln abziehen und in feine Ringe schneiden. Die Tomaten waschen, von den Stielansätzen befreien und achteln.
Alle vorbereiteten Zutaten zusammen mit den Oliven in eine große Schüssel geben. Für die Salatsauce restliches Öl, Zitronensaft, Salz und Pfeffer verrühren und unter den Salat mischen. Vor dem Servieren mit etwas Oregano bestreuen.

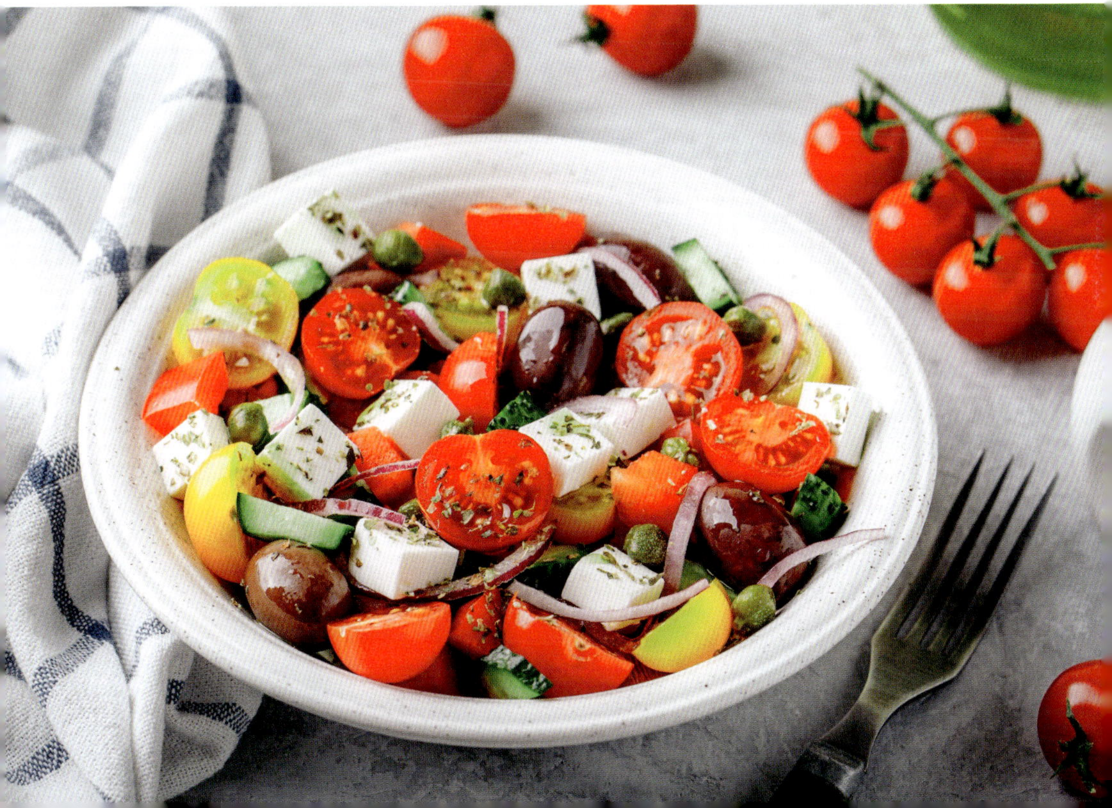

Nizza-Salat

Für 4 Portionen
2 Knoblauchzehen
3 EL Weißweinessig
6 EL Olivenöl
Salz und schwarzer Pfeffer aus der Mühle
120 g grüne Bohnen
1 gelbe Paprikaschote
½ Salatgurke
4 Tomaten
1 kleines Bund Radieschen
200 g Thunfisch (Dose, im eigenen Saft)
50 g Sardellen (Glas, Dose)
4 Eier (hart gekocht)
120 g gemischter Blattsalat (Kopfsalat, Frisée, Radicchio)
50 g kleine schwarze Oliven (entsteint)
2 EL kleine Kapern
3 Stängel glatte Petersilie

Für die Vinaigrette die Knoblauchzehen abziehen, fein würfeln und mit Essig und Olivenöl verrühren. Mit Salz und Pfeffer würzen und beiseite stellen.

Für den Salat die Bohnen putzen, halbieren und in einem Topf mit kochendem Salzwasser 3 Min. kochen, dann kalt abschrecken und auf einem Sieb abtropfen lassen.

Die Paprika waschen, längs vierteln, entkernen und in grobe Stücke schneiden. Die Salatgurke waschen, nach Belieben schälen und in 3–4 mm dicke Scheiben schneiden. Die Tomaten waschen, von Stielansätzen befreien und achteln.

Die Radieschen waschen, putzen und in dünne Scheiben schneiden.

Den Thunfisch auf einem Sieb gut abtropfen lassen und mit einer Gabel auseinanderzupfen. Die Sardellen ebenfalls auf einem Sieb gut abtropfen lassen und schräg halbieren. Die Eier pellen und längs sechsteln. Den Blattsalat waschen und trocken schleudern.

Alle vorbereiteten Zutaten zusammen mit Oliven, Kapern und Blattsalat auf einer Platte anrichten und die Vinaigrette darüber gießen.

Die Petersilie waschen, trocken tupfen, die Blättchen abzupfen und den Salat damit bestreuen.

Couscous-Salat mit Minze

Für 4 Portionen
200 g Couscous
1 Bio-Zitrone
3 Stängel Minze
3 Stängel Basilikum
1 Bund Rucola
150 g grüne kernlose Weintrauben
7 EL Olivenöl
Salz und schwarzer Pfeffer aus der Mühle
1 Prise Chiliflocken
150 g Granatapfelkerne (entspricht ca. 1 Granatapfel)

Den Couscous nach Packungsanleitung in einem Topf mit Salzwasser unter Rühren garen. Vom Herd ziehen, mit einer Gabel auflockern und abkühlen lassen.

Die Zitrone heiß waschen, halbieren, eine ½ cm dicke Scheibe abschneiden und diese mit der Schale fein würfeln. Die Zitronenhälften auspressen und den Saft und die Zitronenwürfel unter das Couscous rühren. Minze und Basilikum waschen und abzupfen, fein hacken. Rucola verlesen, waschen, trocken schleudern, klein schneiden. Die Trauben halbieren.

Den Couscous mit Öl, Salz, Pfeffer und Chiliflocken mischen. Trauben, Granatapfelkerne, Kräuter und Rucola unterheben und servieren.

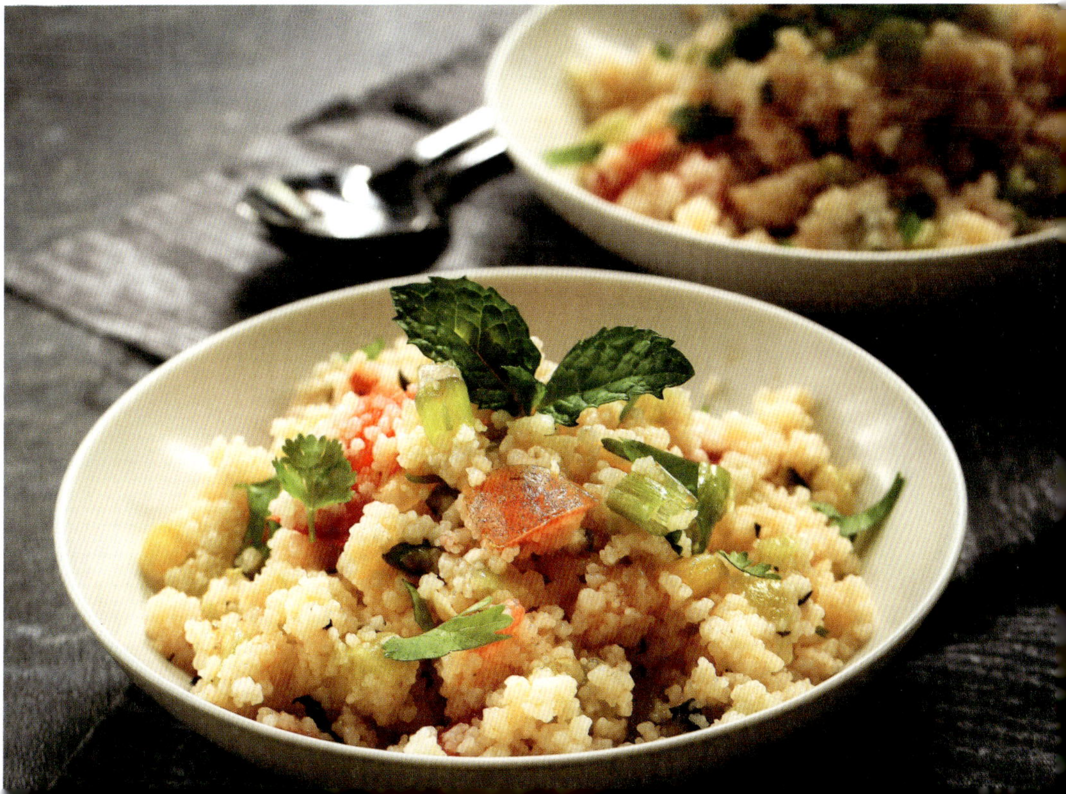

Glasnudelsalat mit Garnelen

Für 4 Portionen
200 g Glasnudeln
2 rote Zwiebeln
1 Stängel Thai-Basilikum
1 kleines Bund Koriander
1 Stange Staudensellerie
1 Spitzpaprika
2 Frühlingszwiebeln
3 große Bio-Limetten
100 g geschälte Garnelen
4 Riesengarnelen
2 Knoblauchzehen
3 EL Rapsöl
¼ TL Chiliflocken
3 EL Fischsauce
Salz und schwarzer Pfeffer aus der Mühle
1 EL helle Sojasauce
1–2 TL Rohrzucker
Nach Belieben: schwarzer Sesamsamen zum Bestreuen

Die Glasnudeln nach Packungsanleitung zubereiten. Auf einem Sieb abgießen und kalt abschrecken. Mit der Küchenschere die Nudeln etwas kleiner schneiden und in eine große Schüssel geben.
Die Zwiebeln abziehen, halbieren und in feine Streifen schneiden. Die Kräuter waschen, trocken schütteln und die Blättchen abzupfen. Den Sellerie waschen, putzen und in dünne Scheiben schneiden. Alles unter die Glasnudeln mischen.
Die Spitzpaprika längs halbieren, entkernen und in Streifen schneiden. Die Frühlingszwiebeln putzen, längs halbieren und schräg in 2 cm große Stücke schneiden.
Die Bio-Limetten auspressen. Die Garnelen waschen, trocken tupfen und fein würfeln. Die Riesengarnelen waschen, bis auf das Schwanzstück schälen, am Rücken längs einschneiden und den Darm entfernen.
Den Knoblauch abziehen und in dünne Scheiben schneiden. Das Öl in einer Pfanne erhitzen, Knoblauch und Chiliflocken darin anbraten. Paprika und Frühlingszwiebeln kurz mitbraten. Die Garnelenwürfel dazugeben und ca. 1 Min. braten. Knoblauch und Garnelenwürfel zu den Nudeln geben, das Öl bleibt in der Pfanne.
Jetzt die Riesengarnelen in dem verbliebenen Öl in der Pfanne erhitzen und rundherum 2–3 Min. braten. Mit 2 Esslöffel Fischsauce und 2 Esslöffel Limettensaft ablöschen, salzen und pfeffern.
Für das Dressing die übrige Fischsauce mit Sojasauce, Zucker und 1 Esslöffel Limettensaft verrühren und unter den Salat mischen. Anrichten und mit den Riesengarnelen belegen. Die verbliebene Limette heiß waschen, in Scheiben schneiden und dazulegen.

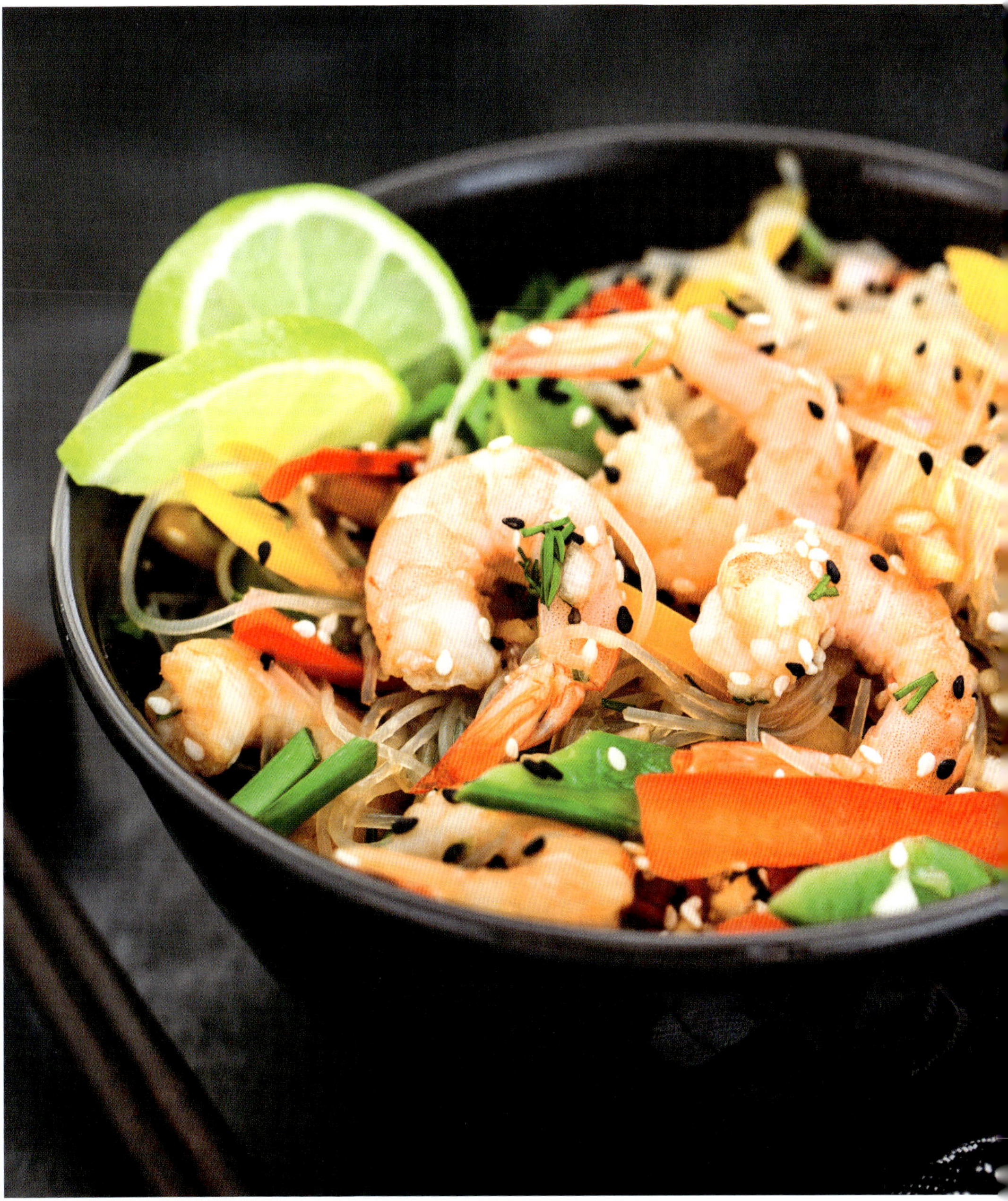

Sommersalat mit Melone und Schinken

Für 4 Portionen
400 g weiße Bohnen (gegart, Glas)
1 Zweig Rosmarin
2 Knoblauchzehen
2 Lorbeerblätter
Salz und schwarzer Pfeffer aus der Mühle
5 Baby-Romana-Salatblätter
1 Bund Dill
½ Netzmelone (oder Galia)
200 g Toastbrot oder Baguette
5–6 EL Olivenöl
4 EL Zitronensaft
80 g Serrano- oder Parmaschinken

Die Bohnen auf einem Sieb abspülen und in einen Topf geben. So viel Wasser dazugeben, dass die Bohnen zwei Fingerbreit bedeckt sind. Den Rosmarin waschen, trocken schütteln, die Knoblauchzehen in der Schale andrücken; beides mit dem Lorbeer zu den Bohnen geben. Zum Kochen bringen und bei kleiner Hitze in ca. 60 Min. weich garen. Zum Schluss salzen.
Die Salatblätter waschen, trocken schleudern und klein zupfen. Den Dill waschen, trocken schütteln und die Spitzen grob hacken. Die Melone mit einem Löffel entkernen und in Spalten schneiden. Die Schale abschneiden und das Fruchtfleisch würfeln.
Das Toastbrot toasten, würfeln. 2 Esslöffel Öl in einer kleinen Pfanne erhitzen und die Toastwürfel darin weitere 1–2 Min. rösten.
Die Bohnen auf einem Sieb abgießen, kalt abschrecken, Kräuter und Knoblauch entfernen. Bohnen, Salatblätter, Melone, Dill und Toastwürfel in einer Schüssel mischen. Mit Zitronensaft beträufeln, salzen und pfeffern und das übrige Öl unterrühren. Den Schinken zerrupfen und untermischen.

Warme Hauptgerichte

» Relativ geringer Zeitaufwand – große Wirkung. Die Rezepte sind nicht nur ausgewogen und gesund, sondern schmecken garantiert tausendmal besser als jedes Tiefkühl-Fertiggericht.

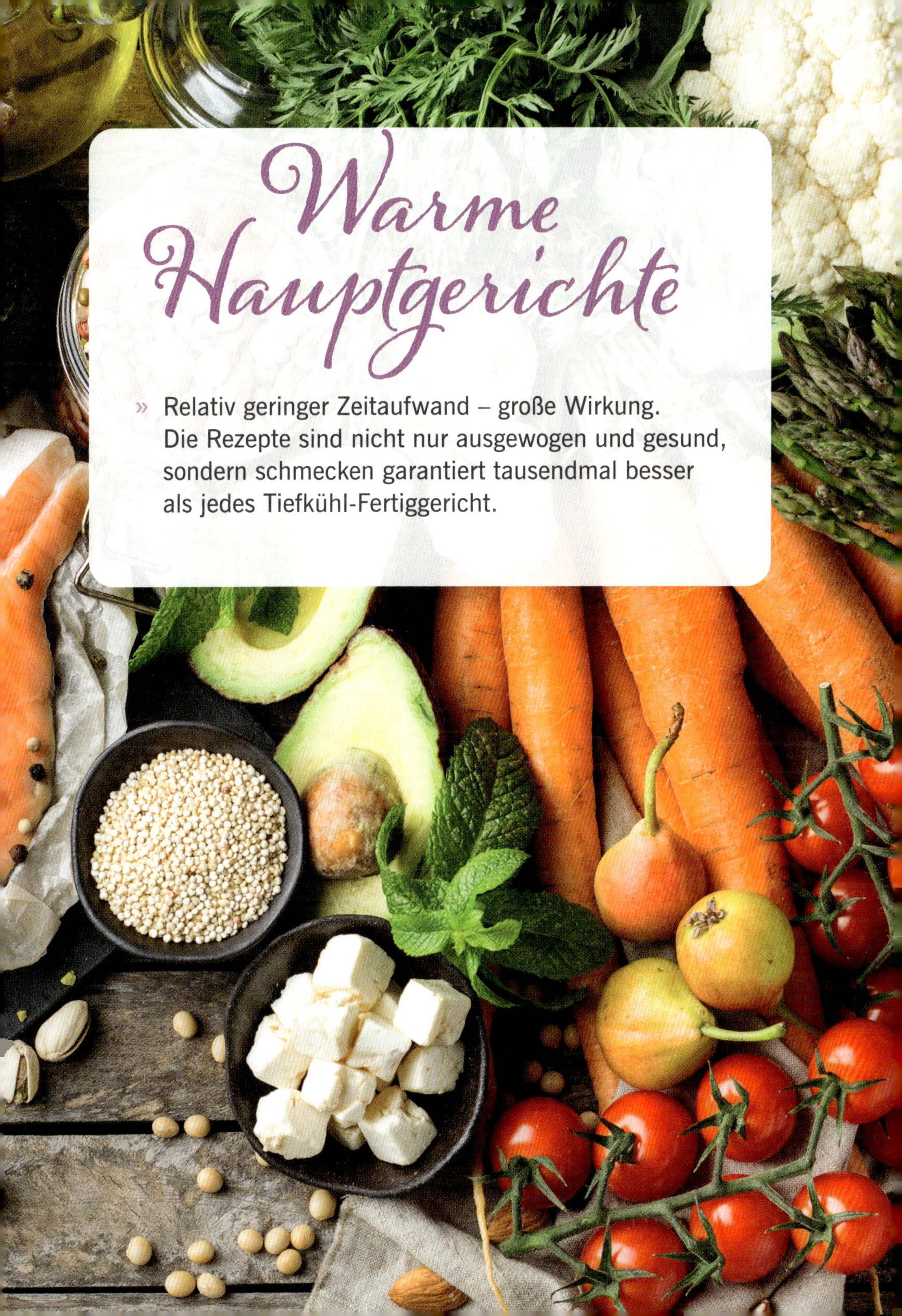

Süßkartoffelgratin mit Fenchel

Für 4 Portionen
500 g Süßkartoffeln
1 Fenchelknolle
2 Möhren
je 1 rote und gelbe Paprikaschote
2 rote Zwiebeln
etwas Olivenöl
200 ml Gemüsebrühe
150 g fettarmer Frischkäse oder vegane Sahne
3 Eier
Salz und schwarzer Pfeffer aus der Mühle
100 g geriebener mittelalter Gouda
Auflaufform (ca. 35 x 25 cm)

Die Süßkartoffeln schälen, waschen, längs halbieren oder vierteln und in dünne Scheiben hobeln. In kochendem Salzwasser ca. 4 Min. blanchieren, abgießen, abschrecken und auf einem Sieb abtropfen lassen.
Den Backofen auf 200 °C Ober- und Unterhitze vorheizen. Den Fenchel waschen, putzen, vierteln, den Strunk herausschneiden und das Gemüse quer in feine Streifen schneiden. Die Möhren putzen, schälen und schräg in ½ cm dünne Scheiben schneiden. Die Paprika vierteln, putzen, waschen und in feine Streifen schneiden.
Die Zwiebeln abziehen, halbieren und in Streifen schneiden. Die Auflaufform mit Öl auspinseln. Kartoffel- und Möhrenscheiben dachziegelartig einschichten, Fenchel-, Paprika- und Zwiebelstreifen darüberstreuen.
Gemüsebrühe, Frischkäse, Eier, Salz und Pfeffer miteinander verquirlen, 50 g Gouda unterrühren. Die Eiercreme auf dem Gemüse verteilen, den übrigen Käse darüberstreuen und das Gratin im Ofen (mittlere Schiene) in 45–50 Min. goldbraun backen.

Gemüsequiche mit Pastinaken

Für 4 Portionen
250 g Mehl, Type 1050 (+ etwas Mehl für die Arbeitsfläche)
Salz und schwarzer Pfeffer aus der Mühle
130 g kalte Butter
4 Eier
250 g Zucchini

Für den Teig das Mehl mit ½ TL Salz mischen, 100 g Butter in Flöckchen, 1 Ei und 2–3 Esslöffel Wasser hinzufügen. Alles mit den Knethaken des Handrührgeräts kurz vermischen, dann mit den Händen auf einer bemehlten Arbeitsfläche zu einem glatten Teig verarbeiten.
Die Form mit etwas Butter einfetten. Den Teig auf der Arbeitsfläche dünn ausrollen, die Form damit auslegen und einen 4 cm hohen Rand formen. Den Boden mit einer Gabel mehrmals einstechen und den Teig 30 Min. kalt stellen.

250 g Pastinaken
250 g Mai- oder Herbst-rübchen
2 rote Zwiebeln
2 TL gehackte Rosmarin-nadeln
250 g Sahne
2 EL geriebener pikanter Gouda
Spring- oder Quicheform (Ø 28 cm)

Für den Belag das Gemüse waschen und putzen bzw. schälen, alles in ca. 1 cm große Würfel schneiden. Die Zwiebeln abziehen und würfeln. Die restliche Butter in einem Topf schmelzen lassen und die Zwiebeln darin dünsten. Das übrige Gemüse dazugeben und 10 Min. mitgaren.
Mit Salz, Pfeffer und Rosmarin würzen.
Den Backofen auf 200 °C Ober- und Unterhitze (Umluft: 180 °C) vorheizen. Den Teig (mittlere Schiene) 10 Min. vorbacken. Für den Guss Sahne, restliche Eier und Käse verrühren.
Das Gemüse auf dem Teig verteilen, salzen und pfeffern.
Die Eiermasse darübergießen.
Die Quiche im Backofen (mittlere Schiene) ca. 35 Min. backen.

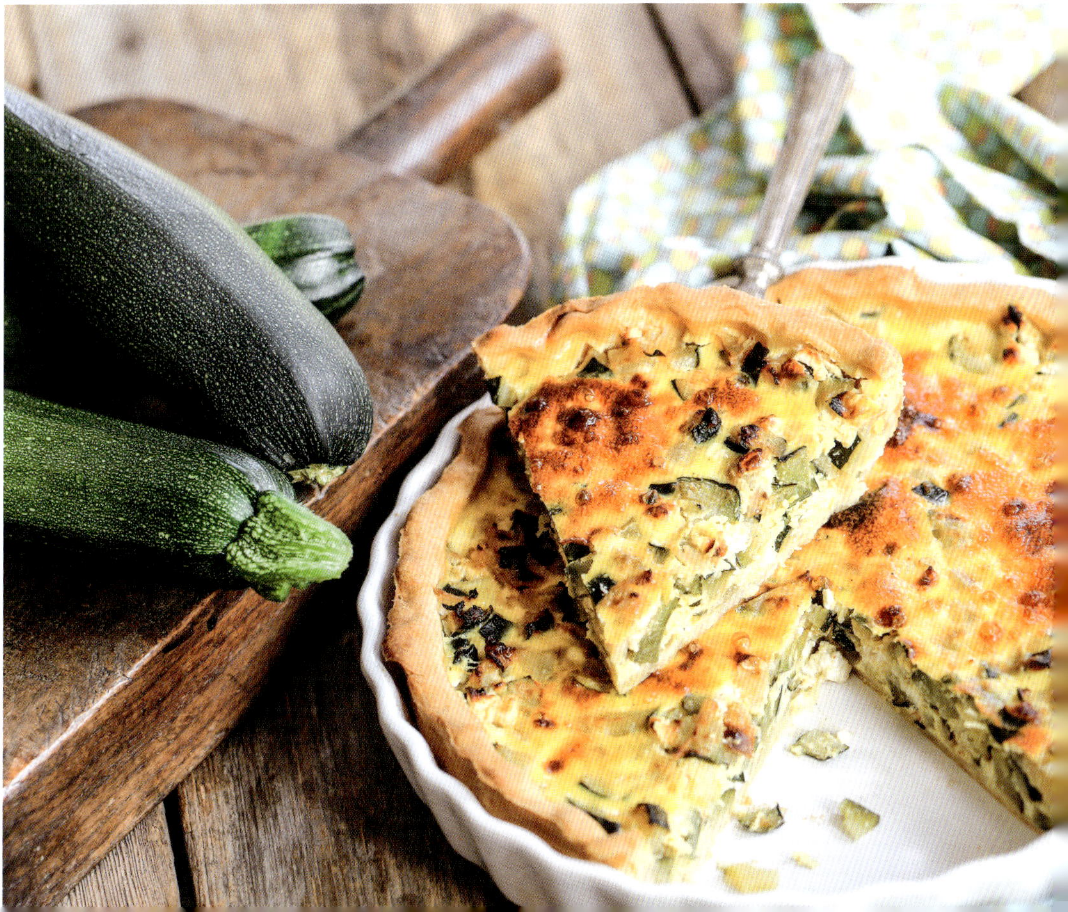

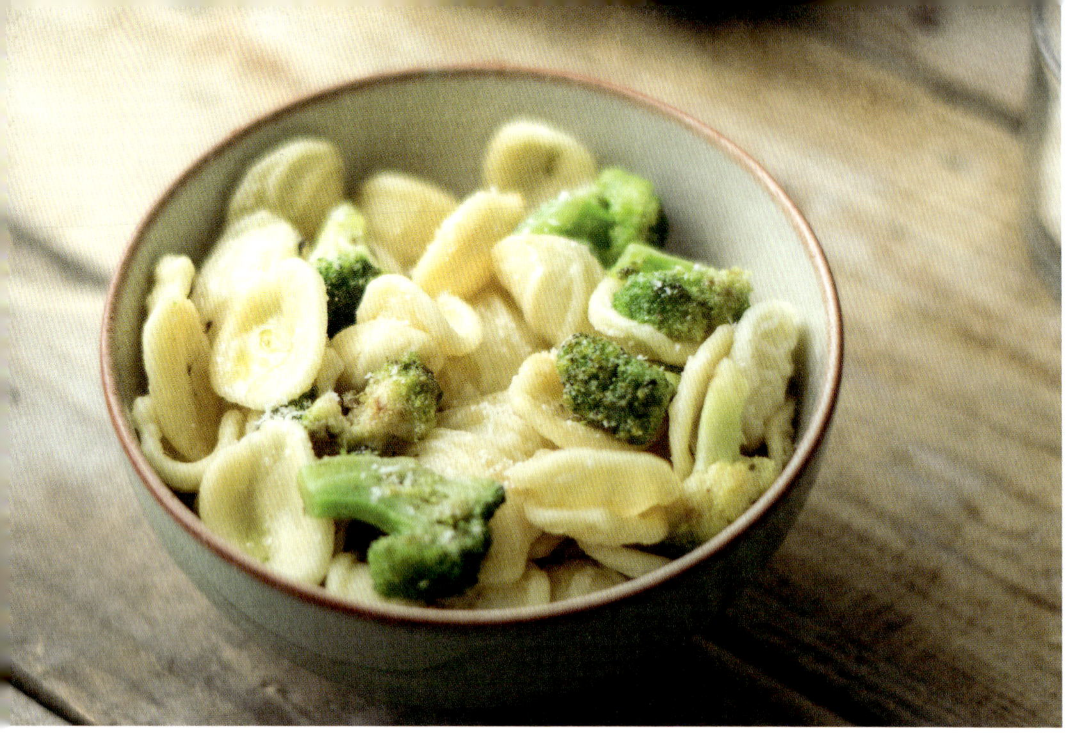

Brokkolinudeln mit Zitrone

Für 2 Portionen
Salz und schwarzer Pfeffer aus der Mühle
500 g Brokkoli
1 Zwiebel
400 g Muschelnudeln (Orecchiette)
3 EL Mandelblättchen
2 EL Öl
200 g vegane Sahne oder fettarmer Frischkäse
1 TL Instant-Gemüsebrühe
Abrieb und Saft von 1 Bio-Zitrone
geriebener Parmesan

3 l Wasser mit etwas Salz zum Kochen bringen. Den Brokkoli putzen, waschen, in Röschen teilen. Die Zwiebel abziehen und fein würfeln. Die Nudeln im kochenden Salzwasser nach Packungsanleitung garen. Den Brokkoli in den letzten 3 Min. mitgaren.
Die Mandeln in einer großen Pfanne ohne Fett rösten und beiseitestellen. Das Öl in der Pfanne erhitzen, die Zwiebel darin glasig dünsten. Mit 200 ml Wasser und veganer Sahne oder Frischkäse ablöschen und aufkochen. Das Brühepulver einrühren und alles ca. 8 Min. bei kleiner Hitze einkochen lassen. Mit Salz, Pfeffer, Zitronenabrieb und -saft würzen.
Nudeln und Brokkoli auf einem Sieb abgießen, mit der Sauce mischen. Anrichten und mit Mandelblättchen und Parmesan bestreuen.

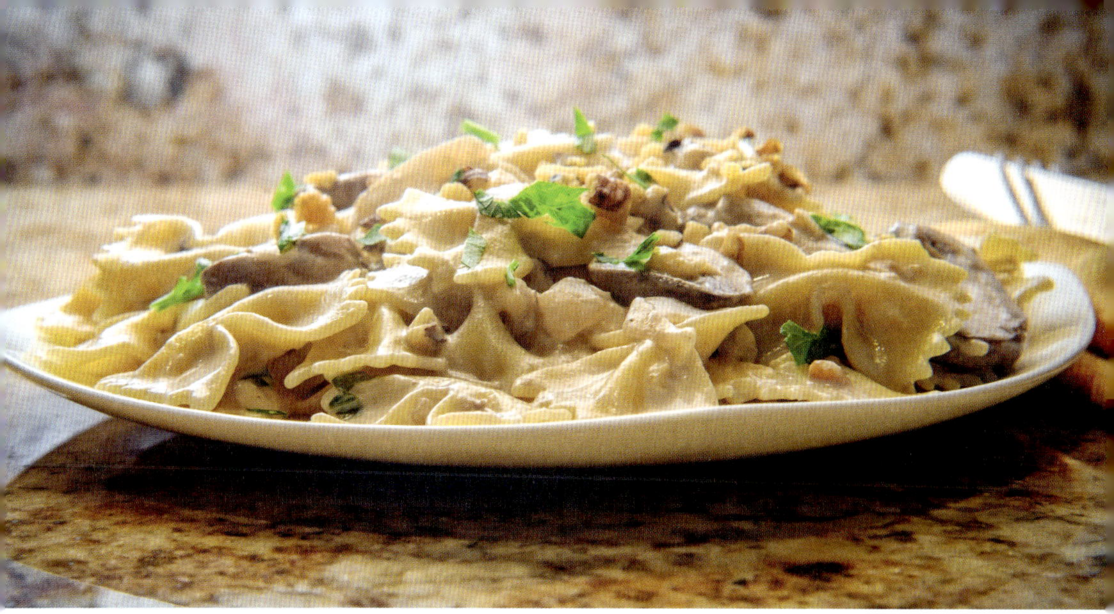

Pilznudeln mit Walnüssen

Für 4 Portionen
500 g braune Champignons
80 g Walnusskerne
1 Packung (225 g) Halloumi-Käse
2 Knoblauchzehen
3 Stängel Thymian
350 g Schmetterlingsnudeln (Farfalle)
Salz und schwarzer Pfeffer aus der Mühle
4 EL Olivenöl
300 g Crème fraîche
1 Prise Zucker

Die Pilze mit Küchenpapier abreiben, putzen und in dicke Scheiben schneiden. Die Walnüsse grob hacken. Den Halloumi in ca. 1,5 cm große Würfel schneiden. Den Knoblauch abziehen und fein würfeln. Den Thymian waschen, trocken schütteln und die Blättchen abzupfen.
Die Nudeln in kochendem Salzwasser nach Packungsanleitung garen. Vor dem Abgießen 150 ml Kochwasser abmessen und beiseitestellen. Die Nudeln auf einem Sieb abtropfen lassen.
2 Esslöffel Öl in einer Pfanne erhitzen und die Pilze darin unter Rühren bei mittlerer Hitze anbraten. Mit Salz und Pfeffer würzen. Thymian, Crème fraîche und abgemessenes Nudelkochwasser zugeben. Aufkochen und 2–3 Min. köcheln lassen.
Inzwischen das restliche Öl in einer zweiten Pfanne erhitzen und den Halloumi darin unter Rühren anbraten. Die Walnüsse zugeben, kurz mitbraten. Mit Salz, Pfeffer und Zucker würzen.
Die Nudeln unter die Sauce heben, erhitzen, auf Tellern anrichten, Halloumi und Walnüsse darübergeben, mit Pfeffer bestreuen.

Ingwer-Gemüse-Pfanne mit Tofu

Für 2 Portionen
200 g Tofu
20 g Ingwerwurzel
2 Möhren
300 g Brokkoli
4 EL Rapsöl
2 TL Sesamöl
6 EL Teriyaki-Sauce
200 ml Gemüsebrühe
4 Frühlingszwiebeln
1 TL Kartoffelstärke
schwarzer Pfeffer aus der Mühle
2 EL gehackte frische Petersilie

Den Tofu klein würfeln. Den Ingwer schälen und auf der Muskatreibe raspeln. Die Möhren schälen, längs halbieren und in Scheiben schneiden. Den Brokkoli putzen, waschen und in Röschen teilen.
2 Esslöffel Rapsöl und 1 Teelöffel Sesamöl in einer Pfanne erhitzen und den Tofu darin in 5–10 Min. anbraten. Mit 2 Esslöffel Teriyaki-Sauce ablöschen, den Tofu herausnehmen und beiseitestellen.
Das übrige Öl in die Pfanne geben, erhitzen und Möhren, Brokkoli und Ingwer darin andünsten. 3 Esslöffel Teriyaki-Sauce und Brühe zugeben, abdecken und köcheln lassen.
Die Frühlingszwiebeln putzen und in dünne Ringe schneiden. Die Stärke in etwas kaltem Wasser anrühren und mit den Frühlingszwiebeln in die Pfanne geben. Aufkochen, mit restlicher Teriyaki-Sauce und Pfeffer abschmecken und mit der Petersilie bestreuen.

Blumenkohlcurry

Für 4 Portionen
1 Dose (à 425 ml) Kichererbsen
1 Blumenkohl
400 g Möhren
150 g Schalotten
6 EL Olivenöl
2 EL Currypulver
Salz und schwarzer Pfeffer aus der Mühle
1 Zucchini

Den Backofen auf 200 °C Ober- und Unterhitze (Umluft: 180 °C) vorheizen. Die Kichererbsen auf einem Sieb abspülen und abtropfen lassen.
Den Blumenkohl in Röschen vom Strunk schneiden, waschen und abtropfen lassen. Die Möhren schälen, waschen und in Scheiben schneiden. Die Schalotten schälen und halbieren. Alles in eine Schüssel geben.
Öl, 2 Esslöffel Curry und 1 Teelöffel Salz verrühren und unter das Gemüse mischen. Auf einem tiefen Backblech verteilen und im Ofen ca. 30 Min. backen.
Inzwischen die Zucchini putzen, waschen, längs halbieren

200 g Basmatireis
½ Bund Petersilie
4 Stängel Thymian
400 ml ungesüßte Kokosmilch

und in Scheiben schneiden. Nach ca. 10 Min. unter das Ofengemüse mischen.
Den Reis nach Packungsanleitung garen. Die Kräuter waschen, trocken schütteln, die Blättchen abzupfen und grob hacken. Die Kokosmilch in einem kleinen Topf zum Kochen bringen und ca. 5 Min. vor Ende der Garzeit über das Gemüse gießen. Die Kräuter unter den Reis heben. Das Gemüsecurry mit Salz und Pfeffer abschmecken und mit dem Reis anrichten.

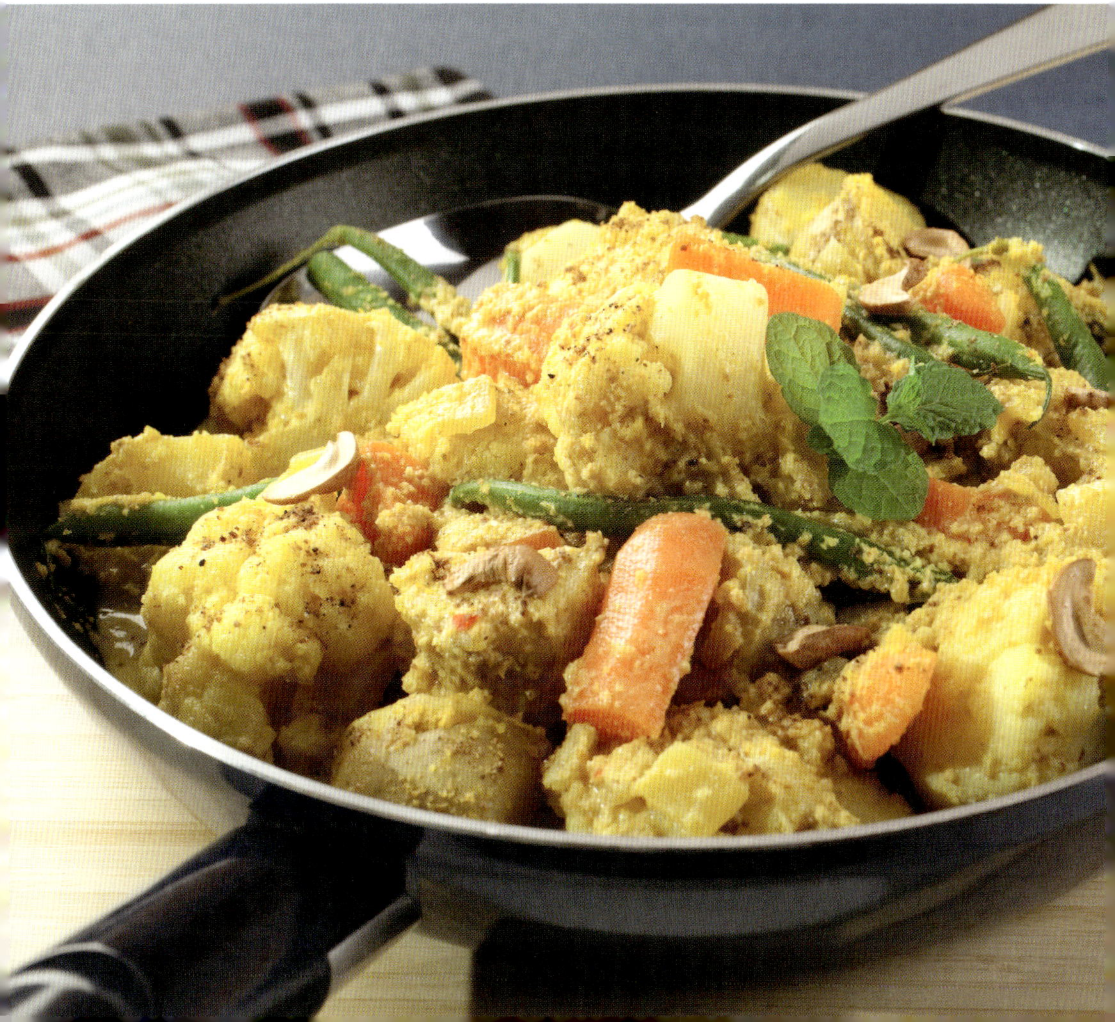

Auberginenschnitzel mit Mozzarella

Für 4 Portionen
500 g Auberginen (möglichst 1 großes Exemplar)
4 EL Olivenöl
1 große Zwiebel
je 1 gelbe und 1 rote Paprikaschote
½ Dose stückige Tomaten (ca. 200 g)
Salz und schwarzer Pfeffer aus der Mühle
2 TL getrockneter Oregano
125 g Mozzarella

Den Backofen auf 225 °C Ober- und Unterhitze (Umluft: 200 °C) vorheizen. Die Aubergine waschen, putzen und längs in vier dicke Scheiben schneiden. Auf ein Backblech oder in eine breite Auflaufform legen und mit Olivenöl einpinseln.
Die Scheiben im Ofen (mittlere Schiene) 10–12 Min. garen, zwischendurch einmal wenden.
Die Zwiebel abziehen und fein würfeln. Die Paprikaschoten halbieren, putzen, waschen und das Fruchtfleisch klein würfeln.
Das restliche Öl in einer breiten Pfanne erhitzen und die Zwiebel darin anbraten. Die Paprikawürfel dazugeben und mit andünsten, dann die Dosentomaten unterheben. Mit Salz, Pfeffer und Oregano würzen und offen bei starker Hitze unter Rühren 5 Min. kochen, dabei die Flüssigkeit leicht einkochen lassen.
Die Auberginenscheiben aus dem Ofen nehmen und mit Salz und Pfeffer würzen. Den Backofen auf die höchste Stufe schalten. Das Paprikagemüse abschmecken und auf den Auberginenscheiben verteilen. Den Mozzarella abtropfen lassen, in Scheiben schneiden und darauflegen. Im Backofen (obere Schiene) 3–4 Min. überbacken, bis der Käse geschmolzen ist.

Variante: Statt Aubergine können Sie auch Hähnchenschnitzel nehmen.

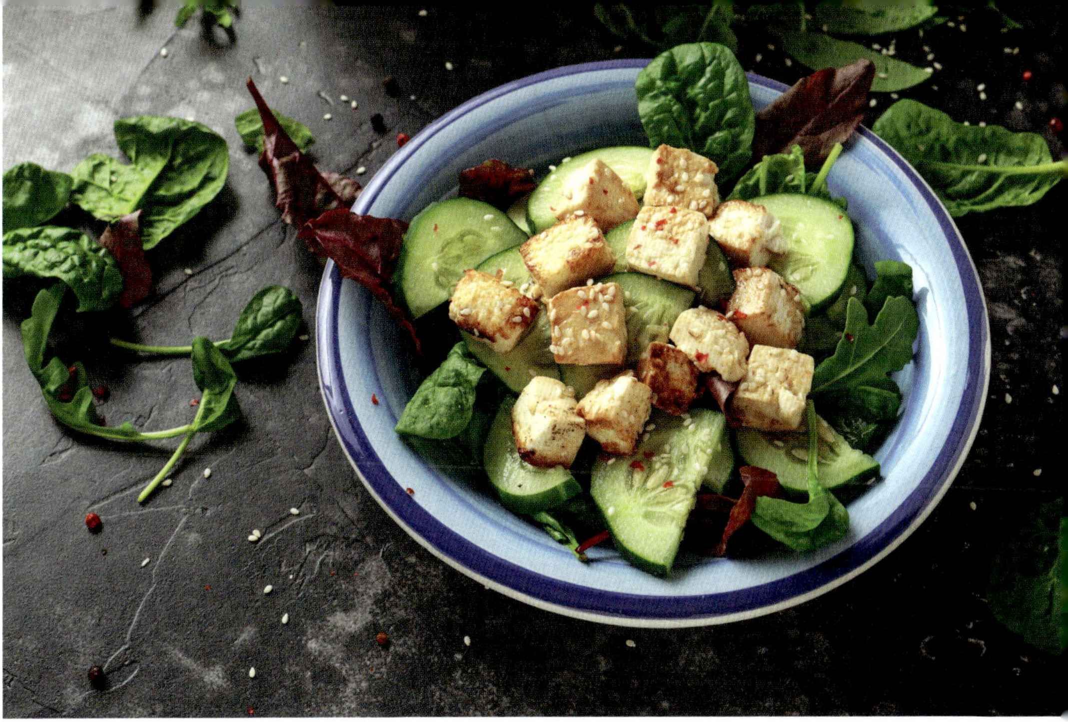

Gurkengemüse mit Tofu

Für 4 Portionen
1 große Zwiebel
800 g Gurken
2 EL Rapsöl
250 ml Gemüsebrühe
3 EL Tomatenmark
Salz und Pfeffer aus der Mühle
400 g Räuchertofu
1 Bund Petersilie
1 Prise Paprikapulver, edelsüß

Die Zwiebel abziehen und klein würfeln. Die Gurken putzen, waschen oder schälen, längs halbieren und in Scheiben schneiden. 1 Esslöffel Öl in einem Topf erhitzen und die Zwiebel darin glasig dünsten. Die Gurken dazugeben und mitdünsten, dann mit der Brühe ablöschen. Das Tomatenmark einrühren, salzen und pfeffern. Zugedeckt bei schwacher Hitze ca. 5 Min dünsten.

Den Tofu in Streifen schneiden. Das restliche Öl in einer Pfanne erhitzen und den Tofu darin auf beiden Seiten anbraten. Die Petersilie waschen, trocken schütteln, die Blättchen abzupfen und grob schneiden. Unter den Tofu mischen, mit Salz, Pfeffer und Paprikapulver würzen. Mit dem Gurkengemüse anrichten.

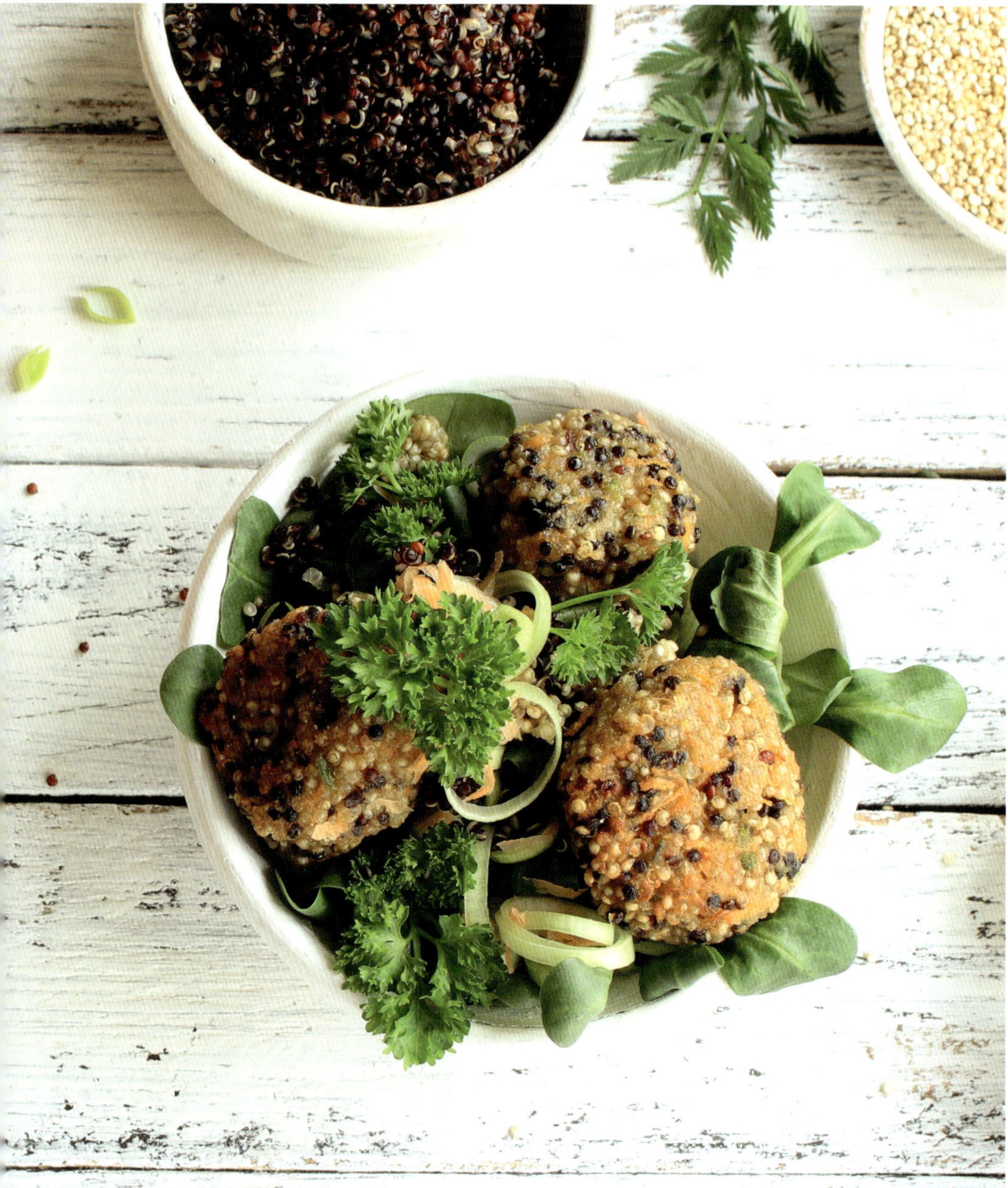

Hirsebratlinge auf Feldsalat mit Quarkdip

Für 4 Portionen
200 g Hirse
Salz und Pfeffer aus der Mühle
1 Zwiebel
1 Knoblauchzehe
150 g rote Radischen- und Rettichsprossen
500 g Rettich
150 g Feldsalat
1 Bund Schnittlauch
250 g Magerquark
3 TL süßer Senf
1 EL Mehl
2 EL Walnusskerne
3 EL Öl
3 EL Apfelessig

Die Hirse auf einem Sieb waschen und in einen Topf mit 500 ml kochendem Salzwasser geben. Den Herd ausschalten und die Hirse 15 Min. quellen lassen. Zwiebel und Knoblauch abziehen und fein würfeln. Die Rettichsprossen klein schneiden. Den Rettich putzen und schälen und zwei Drittel davon in dünne Scheiben schneiden, den Rest grob raspeln. Den Feldsalat waschen und putzen.

Für den Quarkdip den Schnittlauch waschen, trocken schütteln und in Röllchen schneiden. Mit Quark, 1 Teelöffel Senf und Rettichraspeln verrühren, salzen und pfeffern.

Für die Bratlinge Zwiebel, Knoblauch und die Sprossen unter die Hirse rühren und abkühlen lassen. Dann das Mehl unterrühren und mit Salz und Pfeffer würzen. Aus der Masse 12 flache Bratlinge formen.

Die Walnusskerne hacken, in einer großen beschichteten Pfanne ohne Fett rösten und herausnehmen. 1 Esslöffel Öl in der Pfanne erhitzen und die Bratlinge darin pro Seite 3–4 Min. braten.

Für die Vinaigrette Essig, restlichen Senf, Salz und Pfeffer verrühren, das restliche Öl untermischen. Feldsalat, Rettichscheiben und Walnüsse auf vier Teller verteilen. Mit der Vinaigrette beträufeln, Bratlinge daraufsetzen und den Quarkdip dazu reichen.

Linsen-Bowl mit Halloumi

Für 4 Portionen
200 g grüne Linsen
2 Schalotten
1 Knoblauchzehe
500 g Rosenkohl
4 Möhren
250 g Kirschtomaten
250 g Halloumi
3 EL Öl
Salz und schwarzer Pfeffer
aus der Mühle
1 Prise Currypulver
1 Prise geriebene Muskatnuss
1 Beet Kresse
250 g griechischer Joghurt
2–3 EL Zitronensaft

Den Backofen auf 220 °C Ober- und Unterhitze (Umluft: 200 °C) vorheizen. Die Linsen waschen und nach Packungsanleitung kochen.
Inzwischen Schalotten und Knoblauch abziehen und fein würfeln. Den Rosenkohl putzen, waschen, halbieren.
Die Möhren schälen, waschen und in Stücke schneiden.
Die Tomaten waschen. Den Halloumi in dünne Scheiben schneiden, trocken tupfen und mit 1 Esslöffel Öl bepinseln.
Halloumi und Tomaten auf ein mit Backpapier belegtes Blech verteilen und im heißen Ofen 10–12 Min. backen.
Das restliche Öl in einer großen Pfanne erhitzen und darin den Rosenkohl rundherum anbraten. Schalotten und Knoblauch kurz mitbraten, dann mit 200 ml Wasser ablöschen, mit Salz, Pfeffer, Curry und Muskat würzen. Die Möhren zugeben und alles zugedeckt ca. weitere 6 Min. garen.
Die Linsen abtropfen lassen, zum Gemüse geben. Die Kresse vom Beet schneiden und mit dem Joghurt verrühren. Mit Salz, Pfeffer und Zitronensaft abschmecken. Linsengemüse mit Halloumi-Tomaten anrichten und die Joghurtsauce dazu reichen.

Spinat-Omelett mit Feta

Für 2 Portionen
500 g TK-Blattspinat
1 Zwiebel
1 Knoblauchzehe
2 EL Rapsöl
100 ml Gemüsebrühe
Salz
150 g Kirschtomaten
100 g Feta
5 Eier (Größe M)
1 Prise Cayennepfeffer

Den Spinat auftauen lassen, in einem Sieb ausdrücken und grob hacken. Zwiebel und Knoblauch abziehen, fein würfeln. In einem Topf 1 Esslöffel Öl erhitzen und Zwiebel und Knoblauch darin andünsten. Den Spinat zugeben, mitdünsten.
Die Brühe zugeben, aufkochen und salzen. Abdecken und beiseitestellen. Die Tomaten waschen und halbieren. Den Feta in Scheiben schneiden. In einem tiefen Teller die Eier mit etwas Salz verquirlen.
1 Teelöffel Öl in einer großen Pfanne erhitzen. Die Hälfte der Eimasse hineingeben und leicht anstocken lassen. Mehrmals mit einem Holzkochlöffel zur Pfannenmitte schieben. Dann bei kleiner Hitze stocken lassen, auf einen Teller geben. Mit der übrigen Eimasse ebenso verfahren.
Zum Schluss die Tomaten in der Pfanne erwärmen und salzen. Spinat, Feta und Tomaten auf die Omeletts geben und mit Cayennepfeffer würzen.

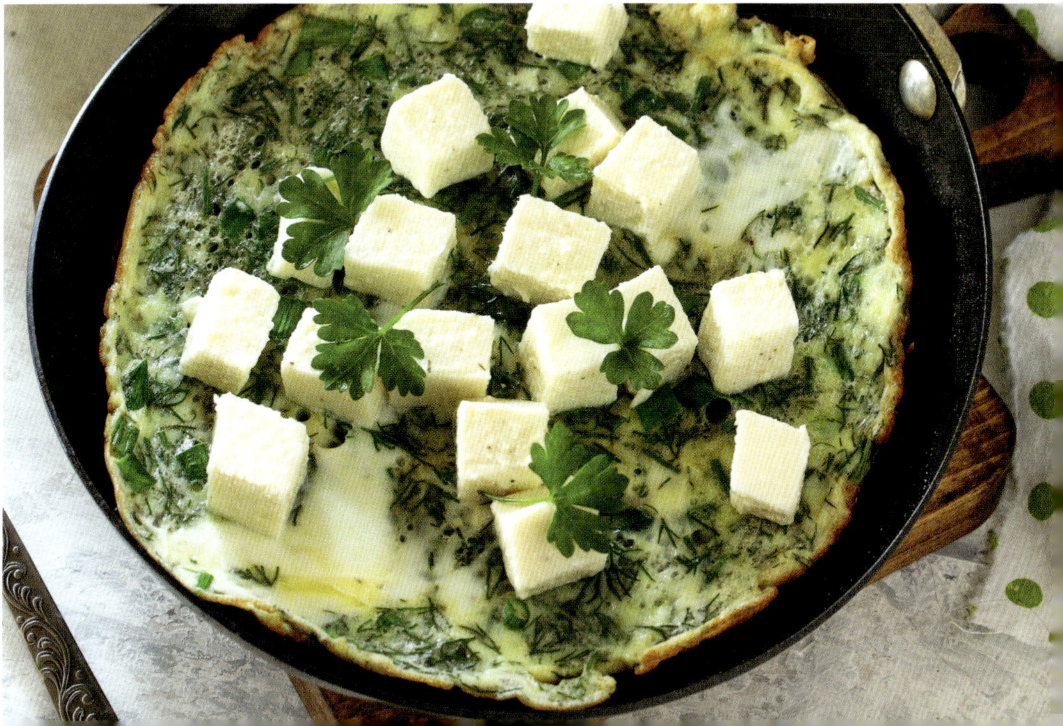

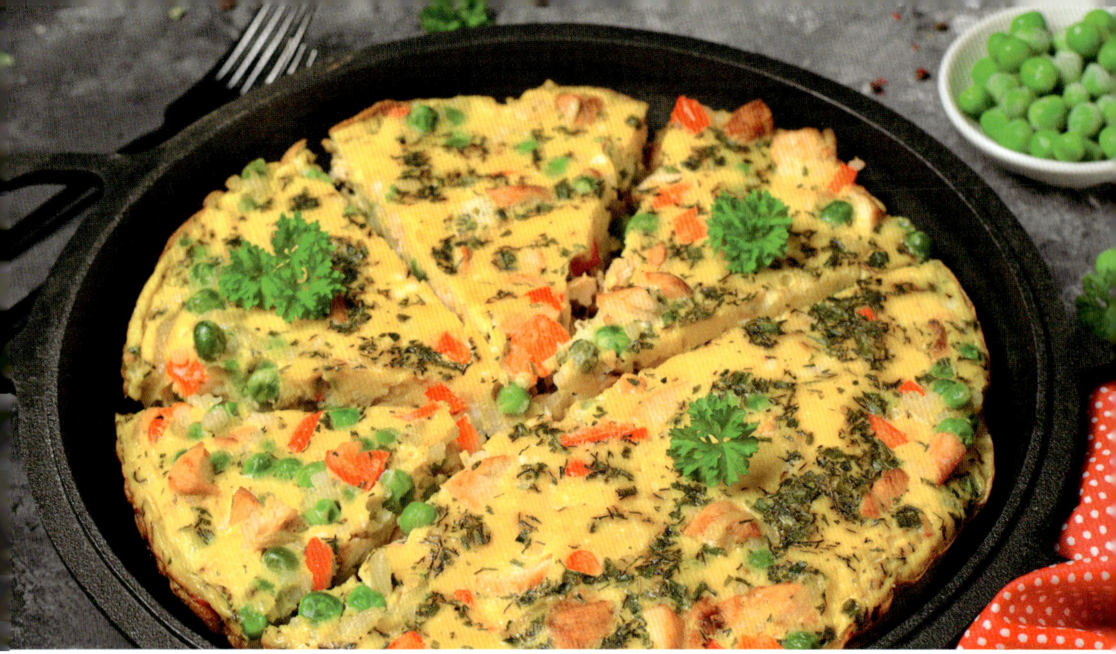

Gemüse-Frittata

Für 2–3 Portionen
ca. 400 g gemischtes Gemüse (Reste aus dem Kühlschrank, z.B. Möhren, Erbsen, Paprikaschoten, Zucchini)
frische Kräuter nach Belieben
1 Knoblauchzehe
3 Eier
100 g Sahne
Salz und Pfeffer aus der Mühle
1 Prise geriebene Muskatnuss
1 Prise Chiliflocken
1 EL Olivenöl (+ etwas Öl für die Auflaufform)
Feta (oder auch andere Käsereste wie Mozzarella oder Emmentaler)

Den Backofen auf 200 °C Ober- und Unterhitze vorheizen. Das Gemüse waschen, putzen und klein schneiden. Die frischen Kräuter waschen, trocken schütteln und fein hacken. Den Knoblauch abziehen und fein würfeln.
In einer großen Schüssel Eier mit Sahne verrühren und mit Salz und Pfeffer, Muskat und Chiliflocken nach Geschmack würzen.
Das Öl in einer großen Pfanne erhitzen, Gemüse und Knoblauch darin 5 Min. andünsten. Dann zusammen mit den Kräutern unter die Eimischung geben. Den Käse zerbröckeln oder klein schneiden und ebenfalls unterheben.
Eine Auflaufform dünn mit Öl auspinseln und die Mischung in die Form geben. Im Ofen (mittlere Schiene) ca. 30 Min. backen, bis das Ei gestockt und die Frittata oben leicht gebräunt ist.

TIPP: Dazu schmeckt ein grüner Salat.

Pizza Primavera mit Ei

Für 4 Portionen
400 g Mehl, Type 550
(+ etwas Mehl für die Arbeitsfläche)
100 g Polentagrieß
Salz und Pfeffer aus der Mühle
½ Würfel Hefe
8 EL Olivenöl
1 Knoblauchzehe
150 TK-Blattspinat (aufgetaut)
3 Frühlingszwiebeln
200 g grüner Spargel
200 g Crème fraîche
150 g TK-Erbsen (aufgetaut)
4 Eier

Für den Teig in einer Schüssel Mehl, Polenta und 1 Teelöffel Salz mischen. Die Hefe in 300 ml lauwarmem Wasser zerbröseln und auflösen. Zusammen mit 3 Esslöffel Öl zum Mehl geben. Alles mit den Händen verkneten, dann abgedeckt an einem warmen Ort 1 Std. gehen lassen.
Knapp 30 Min. vor dem Backen den Ofen auf 250 °C Ober- und Unterhitze vorheizen und das Backblech auf der unteren Schiene einschieben.
Den Knoblauch abziehen und fein würfeln. 1 Esslöffel Öl in einer Pfanne erhitzen, darin den Knoblauch andünsten. Den Spinat dazugeben und kurz mitdünsten, dann in einem Sieb gut ausdrücken und beiseitestellen. Die Frühlingszwiebeln waschen, putzen und in Ringe schneiden. Den Spargel waschen, die unteren Enden wegschneiden und die Stangen längs in dünne Streifen schneiden. Die Crème fraîche mit Salz und Pfeffer würzen und verrühren.
Den Teig auf einer bemehlten Arbeitsfläche noch einmal durchkneten und in vier Portionen teilen. Eine Portion ausrollen, auf Backpapier legen, mit einem Viertel der Crème fraîche bestreichen, je ein Viertel vom Spinat, den Erbsen und den Frühlingszwiebeln darauf geben, dann 5 Min. im Ofen backen. Ein Ei aufschlagen und auf die Mini-Pizza geben, dann weitere 5 Min backen. Herausnehmen, ein Viertel der Spargelstreifen darüber streuen, mit 1 Esslöffel Olivenöl beträufeln und servieren. Die anderen Pizzen ebenso zubereiten.

Nasi Goreng

Für 4 Portionen
200 g geschälte, rohe Bio-Garnelen
2 Knoblauchzehen
1 ½ rote Chilischoten
250 g Hähnchenbrustfilet
5 Frühlingszwiebeln
100 g TK-Erbsen (aufgetaut)
3 Schalotten
1 rote Paprikaschote
2 Möhlen
5 EL Rapsöl
450 g gegarter Basmatireis vom Vortag (= ca. 220 g roher Reis)
3 EL helle Sojasauce
3 EL Ketjab Manis (süße Sojasauce)

Die Garnelen am Rücken leicht einschneiden und vom Darm befreien. Den Knoblauch abziehen, die Chilis waschen, längs halbieren, entkernen und fein würfeln. Das Fleisch waschen, trocken tupfen und in 2 cm große Würfel schneiden. Die Frühlingszwiebeln waschen, putzen und in ca. 5 cm große Stücke schneiden. Die Schalotten abziehen und in feine Ringe schneiden. Paprika und Möhren waschen, putzen und in feine Stifte schneiden.

Im Wok 2 Esslöffel Öl erhitzen und die Garnelen darin rosa anbraten, herausnehmen und beiseitestellen. In dem Öl nun die Schalotten andünsten, dann noch 2 Esslöffel Öl zugeben und darin das Fleisch in ca. 5 Min. unter Rühren knusprig braten. Den Knoblauch dazupressen, Chili, Frühlingszwiebeln und restliches Gemüse hinzufügen und 1 Min. mitbraten. Nun den Reis unterheben und knusprig braten. Mit Sojasauce und Ketjab Manis würzen und die Garnelen untermischen.

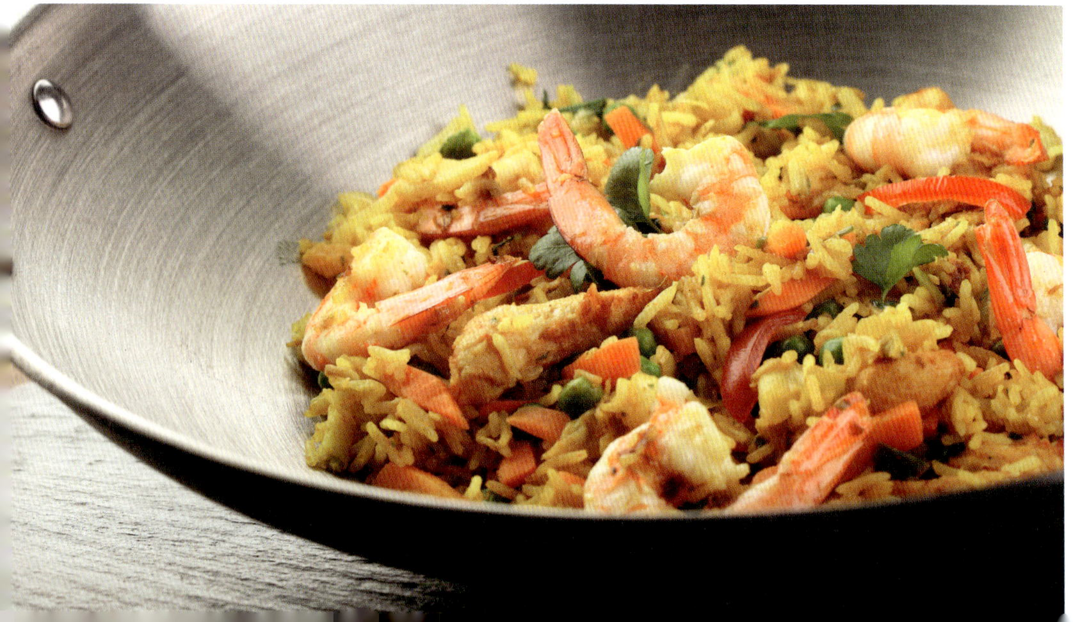

Griechische Lammkoteletts mit Tomatennudeln

Für 4 Portionen
12 Lammkoteletts
300 g griechische Reisnudeln (Kritharaki)
Salz und Pfeffer aus der Mühle
4 Knoblauchzehen
Abrieb und Saft von 1 Bio-Zitrone
2 EL getrockneter Majoran
5 EL Olivenöl
600 g stückige Tomaten (Dose)
½ TL Zimtpulver

Das Fleisch waschen und trocken tupfen. Die Nudeln in Salzwasser nach Packungsanleitung garen.
Für die Marinade den Knoblauch abziehen und klein würfeln. Mit Zitronenabrieb, Majoran, Öl und Pfeffer in eine Schüssel geben und die Lammkoteletts darin 10 Min. einlegen.
Die Nudeln abgießen und auf einem Sieb abtropfen lassen. Zusammen mit den Tomaten wieder in den Topf geben und erwärmen. In einer breiten Pfanne etwas Marinade erhitzen und die Lammkoteletts darin auf jeder Seite 3 Min. braten. Salzen und mit der restlichen Marinade beträufeln.
Tomatennudeln mit Salz, Pfeffer und Zimt würzen und mit dem Fleisch auf Tellern anrichten. Das Fleisch mit Zitronensaft würzen.

Salsa-verde-Schnitzel

Für 4 Portionen
250 g Basmatireis
2 Bund Petersilie
1 Zwiebel
1–2 TL Sardellenpaste (oder Filets aus dem Glas)
2 EL Kapern
2 EL Weißweinessig
100 ml Olivenöl
Salz und Pfeffer aus der Mühle
400 g Schweinefilet

Den Reis nach Packungsanleitung garen. Die Petersilie waschen, trocken schütteln, die Blättchen abzupfen und fein hacken.
Für die Salsa verde die Zwiebel abziehen, fein würfeln und mit der Sardellenpaste vermischen. Die Kapern klein hacken und mit der Hälfte der Petersilie zu den Zwiebelwürfeln geben. Essig und 4 Esslöffel Öl unterrühren und mit Salz und Pfeffer würzen.
Das Fleisch in 1 cm dicke Scheiben schneiden. Das übrige Öl in der Pfanne erhitzen und die Schnitzel darin auf jeder Seite 1 Min. braten, salzen und pfeffern.
Den fertigen Reis mit der restlichen Petersilie mischen und anrichten. Die Schnitzel dazulegen und mit Salsa verde bestreichen.

Hühnerfrikassee mit Curry

Für 4 Portionen

4 Hähnchenbrustfilets
2 Möhren
400 ml Geflügelbrühe
150 ml Weißwein
1 Lorbeerblatt
5 Wacholderbeeren
250 g Champignons
1 EL Butter
1 EL Mehl
50 g Sahne
Salz und Pfeffer aus der Mühle
1 Prise Currypulver
Saft von ½ Zitrone
150 g TK-Erbsen (aufgetaut)

Die Hähnchenbrustfilets waschen und trocken tupfen, Sehnen und Haut entfernen. Die Möhren schälen und in grobe Würfel schneiden.

In einem Topf Geflügelbrühe, Wein und 150 ml Wasser erhitzen, Lorbeerblatt und Wacholderbeeren dazugeben. Filets und Möhren hinzufügen und in ca. 15 Min. sanft gar köcheln lassen. Die Hähnchenfilets herausheben und kurz abkühlen lassen. Die Möhren in ein Sieb abgießen, die Brühe auffangen und beiseitestellen.

Die Champignons putzen und in dünne Scheiben, Viertel oder Achtel schneiden. In einem Topf die Butter schmelzen und das Mehl mit einem Schneebesen glatt einrühren. Kurz anziehen lassen, dann mit ca. ½ l der aufgefangenen Brühe ablöschen, dabei rühren. Die Sahne angießen und die Sauce mit Salz, Pfeffer, Curry und Zitronensaft abschmecken.

Das Hähnchenfleisch klein würfeln und mit Möhren (ohne Lorbeerblatt und Wacholderbeeren), Erbsen und den Champignons zur Sauce geben. Noch kurz erhitzen, bis die Erbsen warm sind.

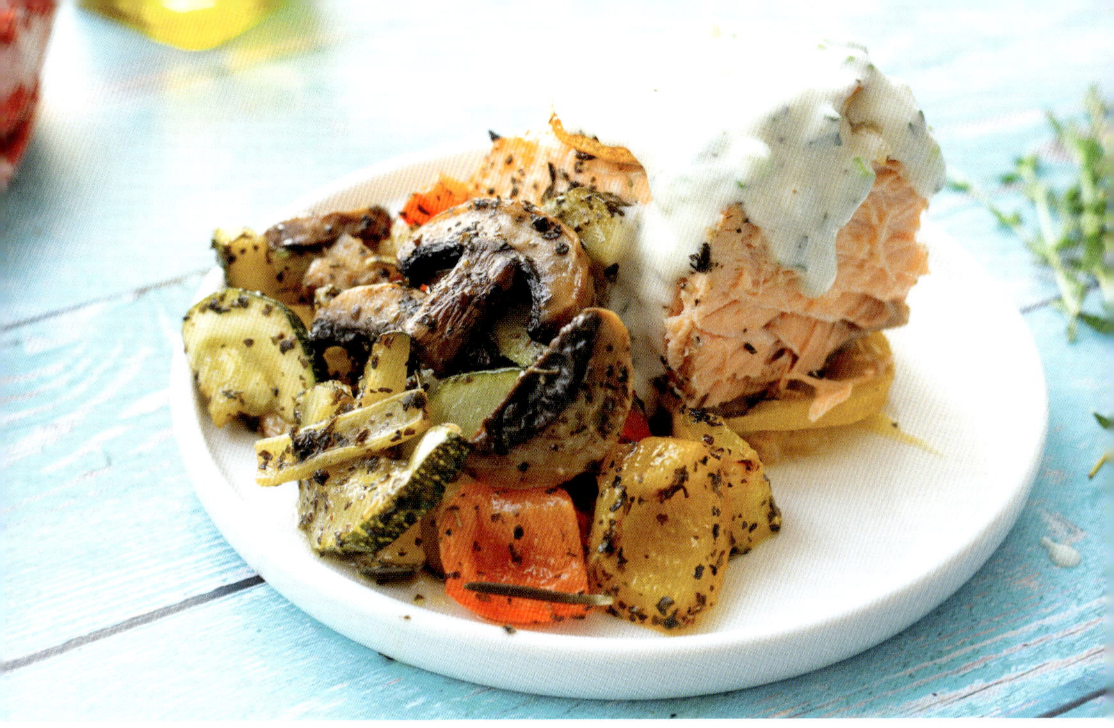

Fischpfanne mit Zucchini und Pilzen

Für 2 Portionen
300 g Lachsfilet
(oder Rotbarsch, Kabeljau)
4 Frühlingszwiebeln
100 g Paprikaschote, geschnitten, oder Zuckererbsen
1 Zucchini
200 g braune Champignons
3 Stängel Basilikum
½ Bund Schnittlauch
1 ½ EL Olivenöl
Salz und schwarzer Pfeffer
300 g stückige Tomaten
(Dose)

Den Fisch abspülen und in größere Stücke teilen. Die Frühlingszwiebeln putzen, waschen und in feine Ringe schneiden. Paprika oder Zuckererbsen, Zucchini und Champignons waschen, putzen, klein schneiden. Die Kräuter waschen und trocken schütteln; vom Basilikum die Blättchen abzupfen, den Schnittlauch in Röllchen schneiden.
Das Öl in einer Pfanne erhitzen und das Gemüse darin ca. 4 Min. andünsten, mit Salz und Pfeffer würzen. Tomaten und zerzupfte Basilikumblättchen unterrühren. Alles bei kleiner Hitze ca. 3 Min. köcheln lassen.
Nun die Fischstücke zum Gemüse geben und zugedeckt ca. 5 Min. bei kleiner Hitze gar ziehen lassen. Mit Salz und Pfeffer abschmecken und vor dem Servieren mit Schnittlauchröllchen garnieren.

Garnelen-Fisch-Laksa

Für 4 Portionen
150 g Reisfadennudeln
200 g Zuckerschoten
3 Knoblauchzehen
1 Stück Ingwerwurzel
1 EL Pflanzenöl
1 TL rote Thai-Currypaste
200 ml Gemüsebrühe
400 ml Kokosmilch
150 g Baby-Maiskolben (Glas)
300 g Seelachsfilet
5 EL TK-Erbsen (aufgetaut)
200 g geschälte, rohe Bio-Garnelen (wenn TK, dann aufgetaut)
50 g geröstete Erdnusskerne
½ Bund Koriander
3 EL Limettensaft
Salz

Die Reisnudeln nach Packungsanleitung garen, auf einem Sieb abschrecken und abtropfen lassen. Die Zuckerschoten waschen und schräg halbieren.
Für die Laksa Knoblauch abziehen, Ingwer schälen und beides fein hacken. Das Öl in einem Topf erhitzen, Currypaste, Ingwer und Knoblauch darin anschwitzen. Gemüsebrühe und Kokosmilch dazugeben, zum Kochen bringen und bei mittlerer Hitze 5 Min. köcheln lassen.
Die Maiskölbchen auf einem Sieb abgießen und längs halbieren. Den Fisch waschen, trocken tupfen und in 4 cm breite Streifen schneiden. Die Garnelen am Rücken leicht einschneiden, vom Darm befreien, waschen und trocken tupfen.
Mais, Zuckerschoten, Erbsen und Fisch in die Laksa geben, aufkochen und ca. 5 Min. bei kleiner Hitze köcheln lassen.
Die Erdnüsse grob zerstoßen. Den Koriander waschen, trocken schütteln und die Blättchen abzupfen. Die Laksa mit Limettensaft und Salz würzen. Die Reisnudeln auf tiefe Schalen verteilen und die Laksa daraufgeben, mit Koriander und Nüssen bestreuen.

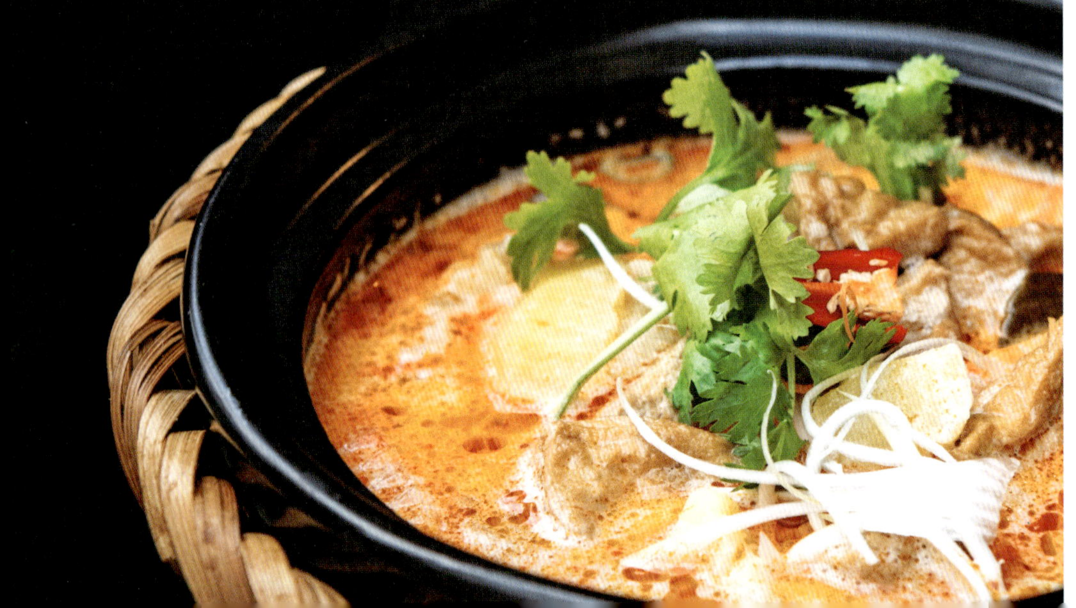

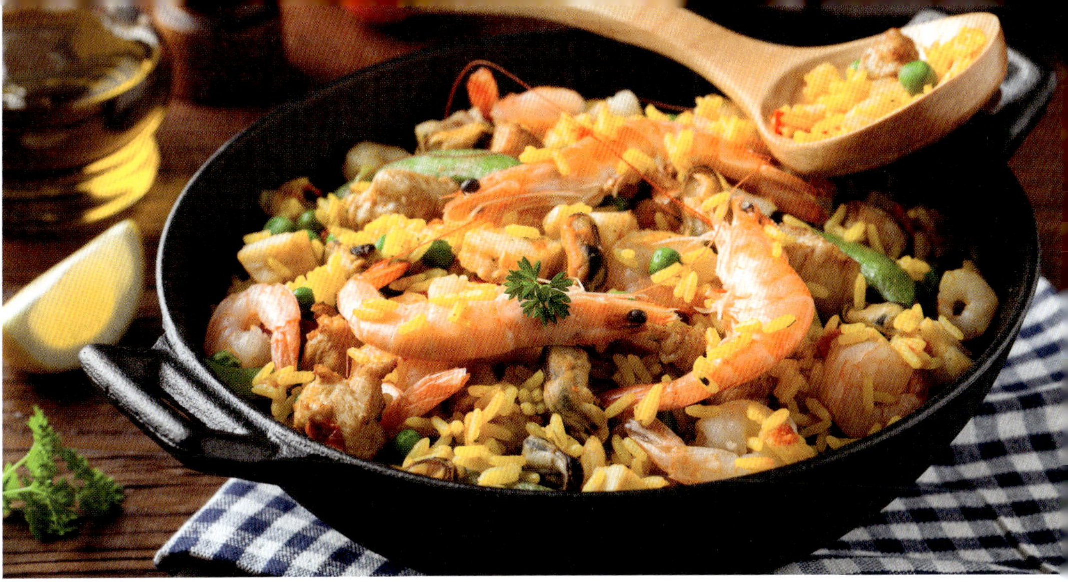

Reisplanne mit Shrimps

Für 2 Portionen
125 g Basmatireis
Salz
3 Frühlingszwiebeln
100 g Spitzkohl oder
TK-Erbsen (aufgetaut)
1 große Tomate
150 g Puten- oder
Hähnchenschnitzel
200 g Bio-Shrimps
(wenn TK, aufgetaut)
2 EL Rapsöl
½ TL Chiliflocken
1 Prise Cayennepfeffer
1 Prise Kurkumapulver

Den Reis nach Packungsanleitung in kochendem Salzwasser garen. Auf einem Sieb abgießen, kurz kalt abspülen und in eine Schüssel geben.
Die Frühlingszwiebeln waschen, putzen und in dünne Ringe schneiden. Den Spitzkohl waschen, putzen und auf der Vierkantreibe in Streifen hobeln. Die Tomate waschen und halbieren, den Stielansatz herausschneiden, die Kerne entfernen und das Fruchtfleisch in dünne Spalten schneiden. Das Fleisch kurz abspülen, trocken tupfen, in dünne Streifen schneiden. Die Shrimps in einem Sieb abbrausen und abtropfen lassen.
Das Öl in einer tiefen Pfanne erhitzen. Chiliflocken, Frühlingszwiebeln und Kohl darin 3–4 Min. bei mittlerer Hitze andünsten. Fleisch und Shrimps dazugeben, alles 3–4 Min. unter Rühren braten. Den Reis untermischen, mit Salz, Cayennepfeffer und Kurkuma pikant würzen, weitere 3–4 Min. unter Rühren braten.
Die Reispfanne mit den Tomatenspalten belegen und servieren.

Seelachs auf Mango-Linsen-Salat

Für 4 Portionen
200 g grüne Linsen
1 Lorbeerblatt
1 Granatapfel
1 EL Honig
1 EL Weißweinessig
Salz und Pfeffer aus der Mühle
3 EL Olivenöl
1 kleine Mango
1 rote Zwiebel
1 Bund Dill
4 Seelachsfilets
2 TL Zitronensaft
2 EL Mehl
¼ TL gemahlener Kreuzkümmel
3 TL Butter

Die Linsen in eine Schüssel geben, mit kaltem Wasser bedecken und ca. 1 Std. einweichen. Anschließend abgießen, kalt abspülen und in einen Topf geben. Mit Wasser bedecken, das Lorbeerblatt zugeben und in 25–30 Min. bissfest garen.
Den Granatapfel halbieren. Aus einer Hälfte die Kerne herauslösen, zur Seite stellen. Die andere Hälfte mithilfe einer Zitruspresse auspressen (Achtung, spritzt!) und 5 Esslöffel Saft auffangen. Für das Dressing Granatapfelsaft mit Honig in einem kleinen Topf auf- und auf ca. 2 Esslöffel einkochen lassen.
Die Flüssigkeit mit Essig, Salz und Pfeffer verquirlen und das Öl unterrühren.
Die Mango schälen, das Fruchtfleisch vom Stein schneiden und klein würfeln. Die Zwiebel schälen und in feine Ringe schneiden oder hobeln. Den Dill waschen, trocken schütteln und die Spitzen fein schneiden. Die Linsen abgießen und noch warm mit dem Dressing mischen. Etwas abkühlen lassen, dann Mango, Zwiebel, Dill und Granatapfelkerne unterheben. Ca. 20 Min. durchziehen lassen.
Den Fisch mit Zitronensaft beträufeln, mit Salz und Pfeffer würzen. Das Mehl mit dem Kreuzkümmel mischen, den Fisch darin wenden, überschüssiges Mehl abklopfen. Die Butter in einer beschichteten Pfanne erhitzen und die Fischfilets darin pro Seite ca. 3 Min. bei nicht zu starker Hitze braten. Vor dem Servieren den Salat noch einmal durchrühren und abschmecken. Den Fisch darauf anrichten.

Desserts

» Naschen erlaubt! Wer sicher abnehmen und sein erreichtes Wunschgewicht halten will, soll sich auch mal was Süßes gönnen. Diese Desserts bieten besondere Genussmomente mit wenig Zucker.

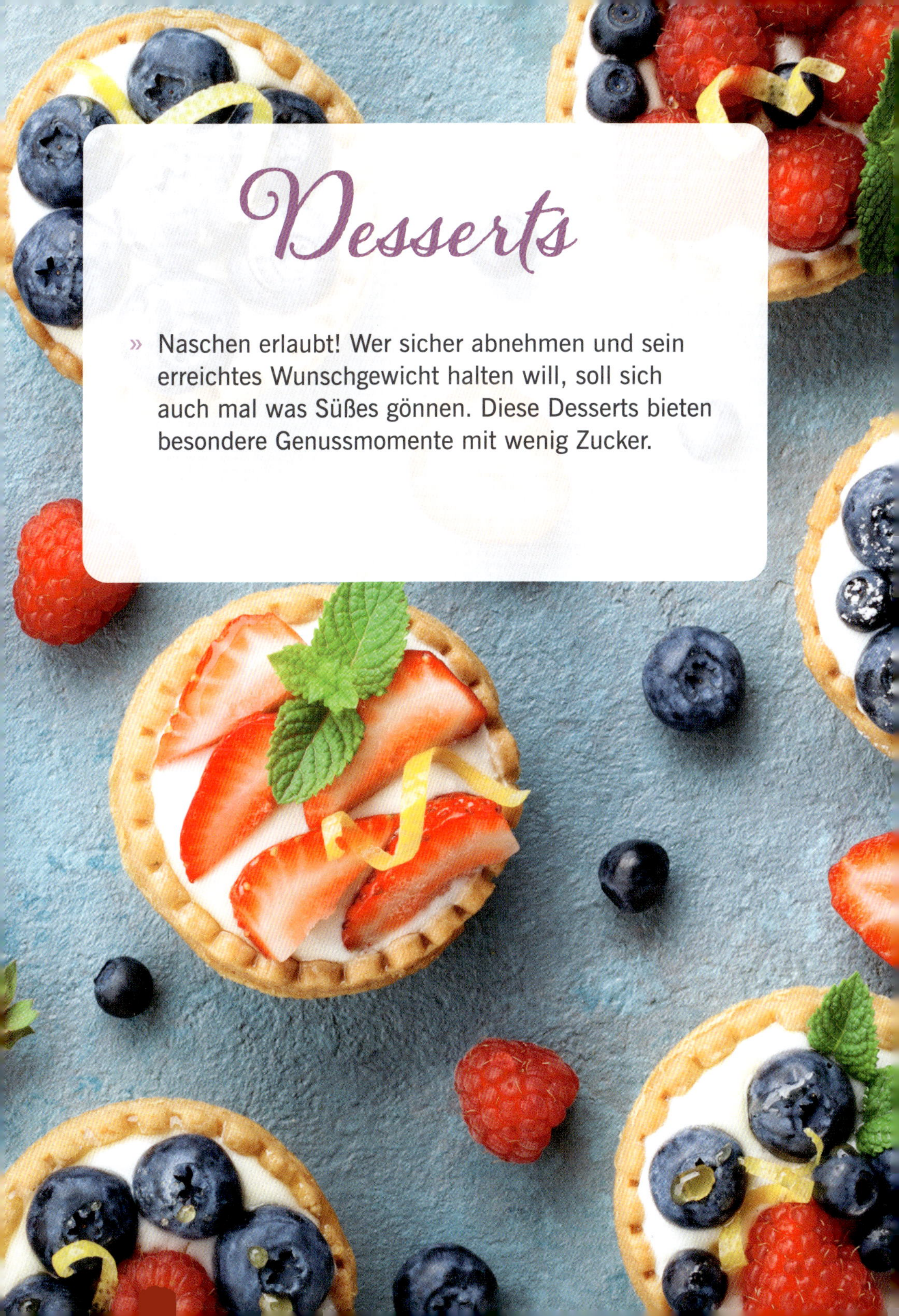

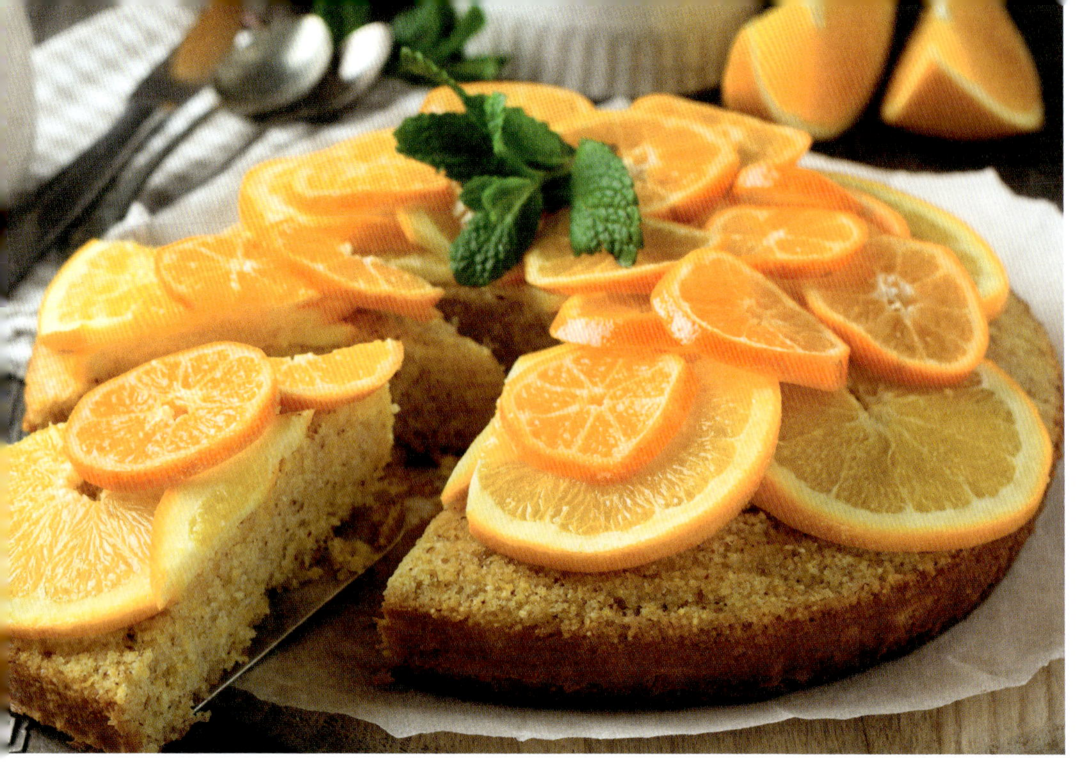

Orangen-Mandelkuchen

Für 1 Springform (26 cm Ø)
6 Eier
100 g Zucker
200 g gemahlene Mandeln
1 Vanilleschote
je ½ TL Zitronen- und Orangenabrieb
1 TL Zimtpulver
Salz
2 gestr. TL pflanzliches Bindemittel (Reformhaus)
Nach Belieben: Bio-Orangenscheiben zum Belegen

Den Backofen auf 180 °C Ober- und Unterhitze (Umluft: 160 °C) vorheizen. Den Springformboden mit Backpapier auslegen.
Die Eier trennen. Die Eigelbe mit 3 Esslöffel Wasser und dem Zucker cremig rühren, dann die Mandeln unterheben. Die Vanilleschote längs aufschlitzen und das Mark herauskratzen. Vanillemark, Zitronen- und Orangenschale sowie Zimt unter die Eiercreme mischen.
Die Eiweiße mit 1 Prise Salz und dem Bindemittel mit dem Rührgerät zu einem steifen Schnee schlagen. Zwei Drittel des Eischnees unter die Mandelmasse rühren, den Rest mit einem Kochlöffel vorsichtig unterheben.
Den Teig in die Form geben und 45–50 Min. (mittlere Schiene) backen.

Grapefruit-Granita

Für 4 Portionen
150 g Rohrzucker
1 Bio-Limette
2 rosa Grapefruits
1 Prise Zimt- oder Nelkenpulver

Zucker mit 150 ml Wasser in einem Topf erhitzen und 5 Min. kochen, dann vom Herd nehmen und abkühlen lassen.
Die Limette heiß waschen, die Schale fein abreiben, den Saft auspressen. Die Grapefruits ebenfalls auspressen (es sollten ca. 225 ml Saft werden). Grapefruit- und Limettensaft sowie -schale mit dem Zuckersirup mischen, mit Zimt- oder Nelkenpulver würzen und in eine flache Schale füllen.
Die Schale ins Gefrierfach stellen und die Mischung in 4–5 Std. fest werden lassen. 10 Min. vor dem Servieren aus dem Eisfach nehmen, kurz stehen lassen. Dann mit einem Esslöffel kleine Flocken abschaben und in Gläser füllen. Gleich servieren.

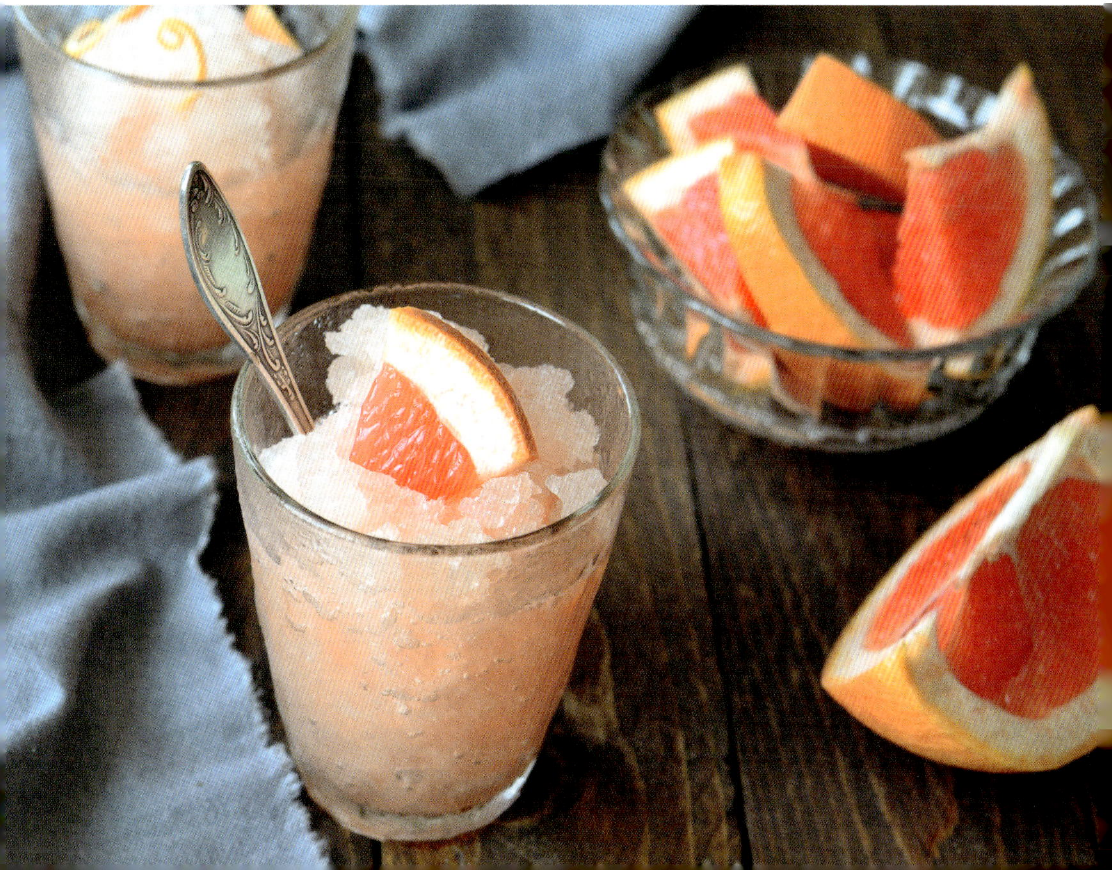

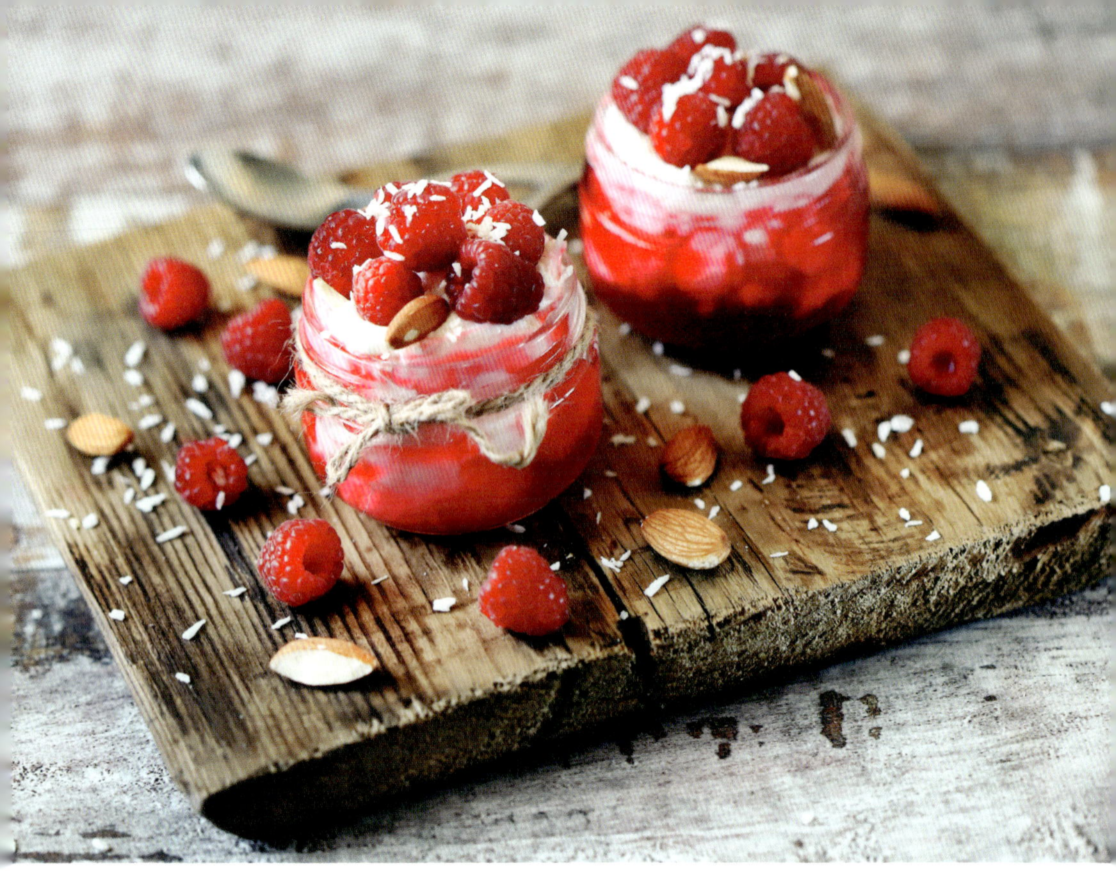

Himbeer-Quarkcreme

Für 2 Portionen
100 g Schlagsahne
150 g Quark (20 %)
2 EL Limettensaft
1 EL Honig
125 g Himbeeren (wenn TK, dann aufgetaut)
1 TL Puderzucker oder Kokosraspel

Die Sahne mit dem Rührgerät in einem hohen Gefäß steif schlagen. In einer zweiten Schüssel Quark mit Limettensaft und Honig vermischen und die Schlagsahne unterheben. Nicht zu stark rühren, damit die Creme luftig bleibt.
Die Quarkcreme in zwei Gläser füllen und die gewaschenen Himbeeren darübergeben. Vor dem Servieren mit Puderzucker bestäuben.

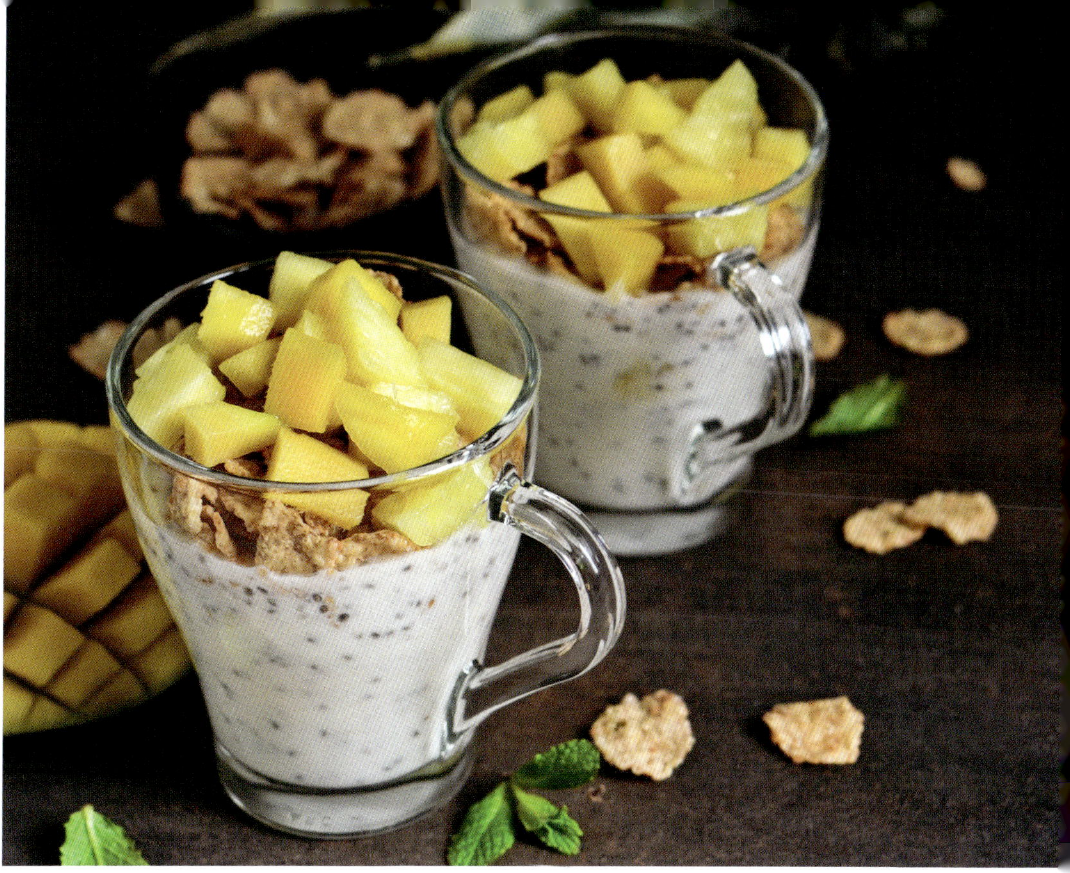

Mangojoghurt mit Nüssen

Für 2 Portionen
1 Mango (alternativ ½ Ananas oder Filets von 1 Orange)
500 g griechischer Joghurt
40 g Rohrzucker
1 EL flüssiger Honig
½ TL gemahlener Kardamom
1 EL Limettensaft
Nach Belieben: gehackte Haselnüsse, Pistazien oder Vollkorn-Cornflakes

Die Mango schälen, das Fruchtfleisch vom Stein und in kleine Würfel schneiden. 100 g abwiegen, mit dem Stabmixer fein pürieren und mit Joghurt und Zucker verrühren. Die restlichen Mangostückchen vorsichtig mit Honig, Kardamom und Limettensaft vermischen.
Den Mangojoghurt auf zwei Gläser oder Schälchen verteilen und die Mangowürfel darauf anrichten. Mit gehackten Nüssen oder Vollkorn-Cornflakes garnieren.

Schoko-Orangen-Chia-Pudding

Für 4 Portionen
250 ml Sojadrink
250 ml Kokosmilch
200 ml Mandelmilch
70 g Chia-Samen
3 EL ungesüßtes Kakaopulver
3 EL Birkenzucker
1 Prise Zimtpulver
Saft von 1 Orange
100 g Sahne
Nach Belieben: Schokonibs, Beeren oder Fruchtwürfel

Alle Zutaten bis auf die Sahne mit einem Pürierstab mixen. Die Mischung für etwa 2 Std. kalt stellen, damit die Chia-Samen quellen können.
Die Sahne steif schlagen und unter die Masse heben. Auf Gläser verteilen und mit Schokonibs, Beeren oder Fruchtwürfeln garnieren.

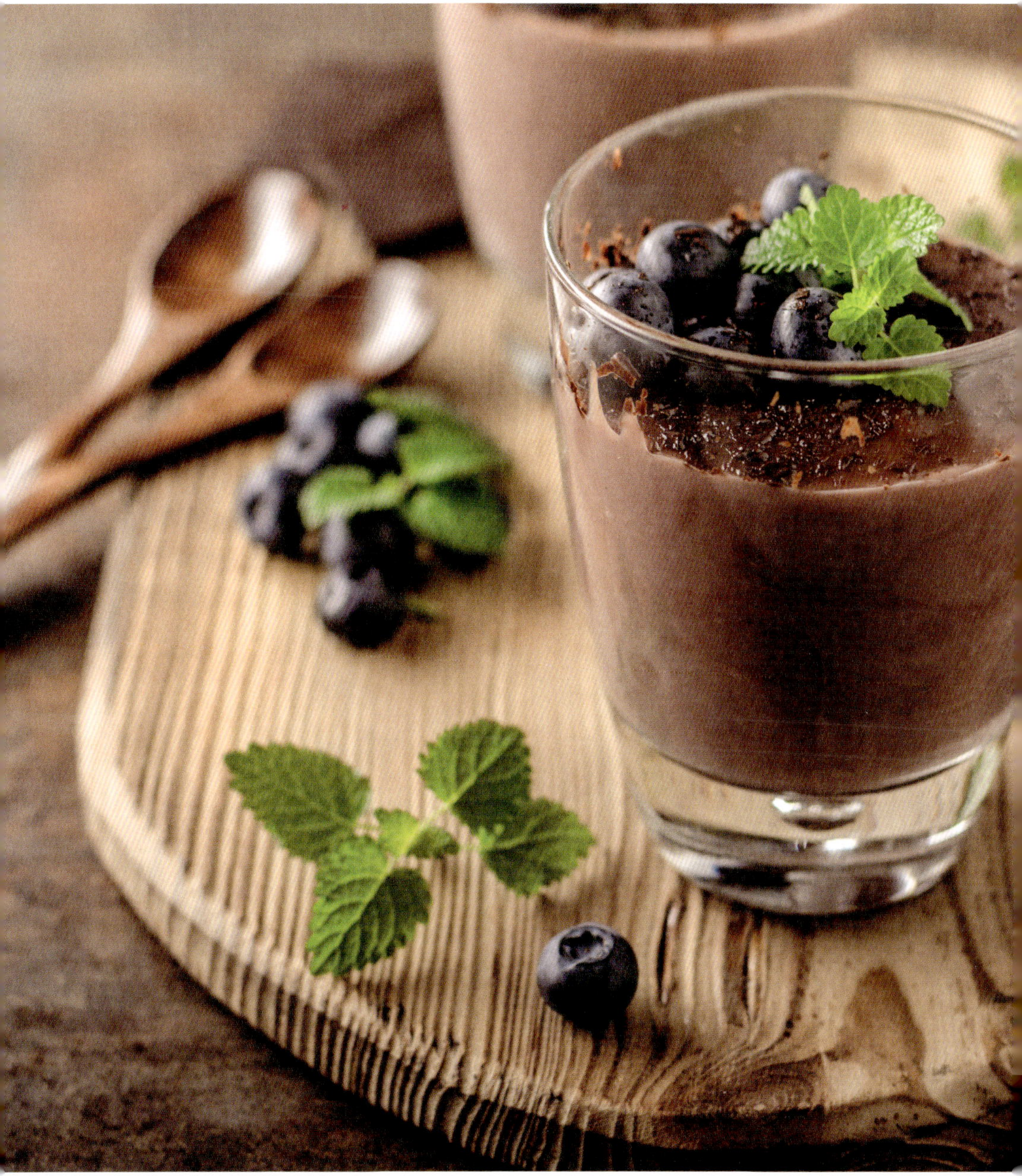

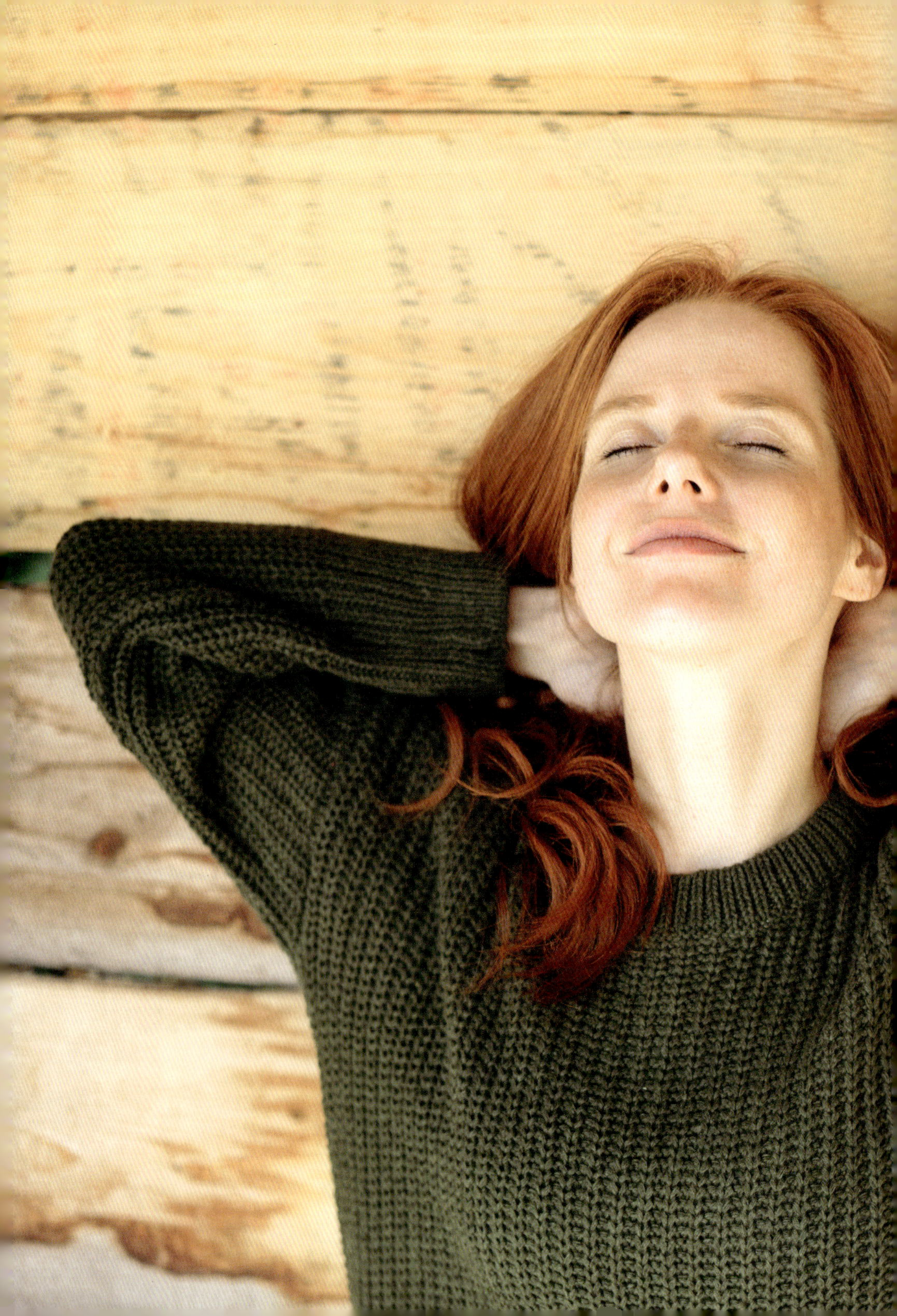

Was jetzt noch guttut

- Hilfen für die Verdauung
- In Bewegung kommen
- Körper, Geist und Seele in Einklang bringen

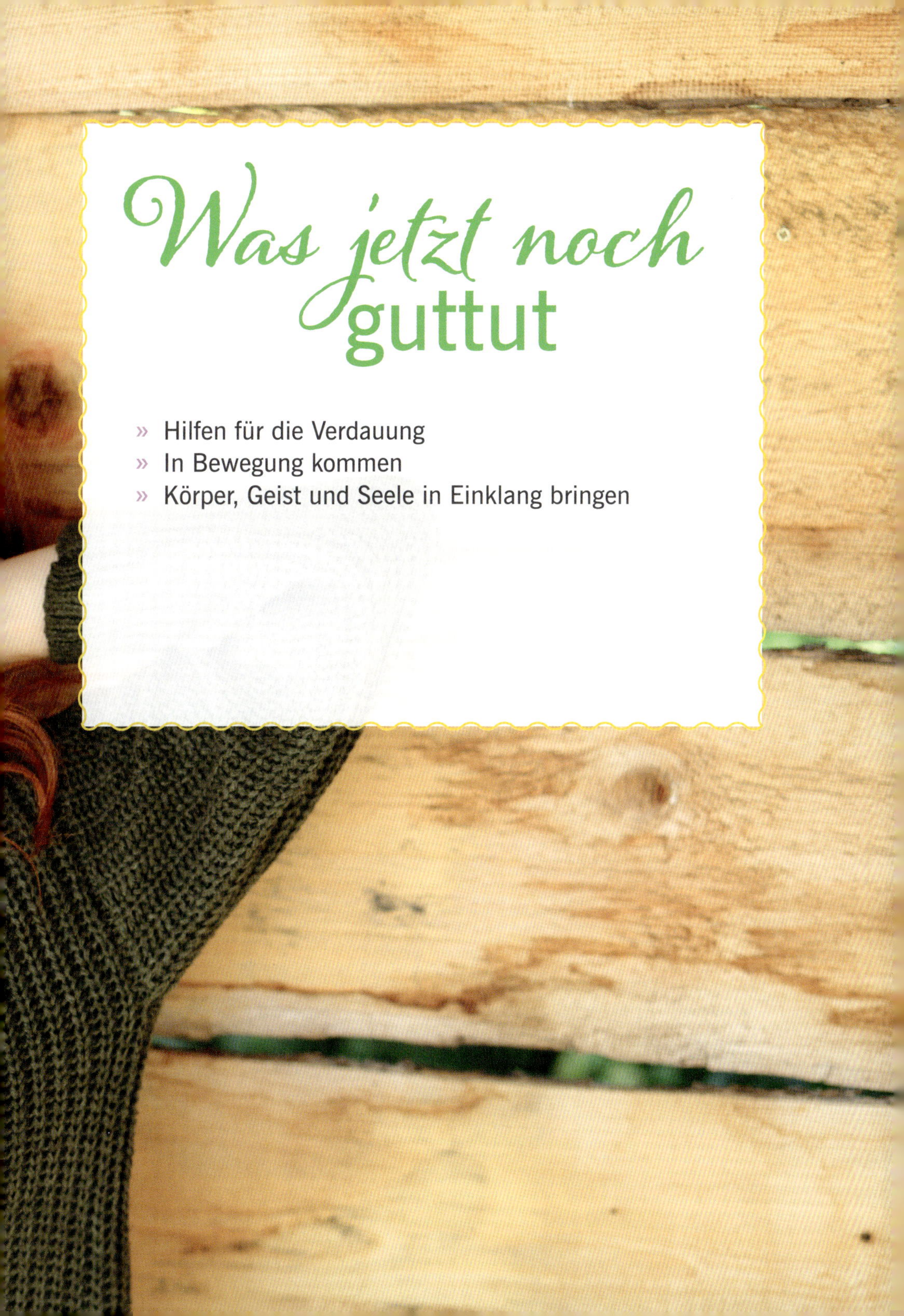

Intervallfasten ist der erste Schritt zu mehr Wohlfühleinheiten im Leben. Das können Sie noch unterstützen durch verschiedene körperorientierte Maßnahmen, die alle dabei helfen, sich (wieder) ins Lot zu bringen und den Alltag – nicht nur in Sachen Gewicht – um einiges leichter zu machen.

Richtig atmen

Der Atem ist unser ständiger Begleiter, und unser Atemmuster spiegelt klar und unverfälscht, wie wir uns fühlen und wie wir uns halten. Der natürliche, gesunde Rhythmus besteht aus Einatmen, Ausatmen und einer Pause vor dem nächsten Einatmen. Fließt unser Atem frei und natürlich, strömt er von selbst in den Körper hinein und wieder hinaus – wir müssen uns die Luft nicht holen. Erst wenn der Atemfluss gestört, gehemmt, verkrampft, behindert ist, haben wir Schwierigkeiten mit der Atmung. Wer seinen natürlichen Atemrhythmus verloren hat und ständig zu flach oder falsch atmet, wird leichter krank, entwickelt beispielsweise Verspannungen, Rücken- und Nackenprobleme sowie Kreislaufbeschwerden. Außerdem macht Atemnot Angst, verunsichert, lässt einen müde und matt werden. Man spürt sich nicht mehr, fühlt sich ohnmächtig.

Doch keine Sorge, der Atem lässt sich durchaus trainieren und wieder in seinen natürlichen Rhythmus bringen. Und das kommt Ihnen dann auch in Stresssituationen zugute, weil Sie sich dann nicht mehr ernsthaft aus der Ruhe bringen lassen bzw. sich schnell wieder entspannen können. Zunächst möchte ich Ihnen eine kleine Übung vorstellen, mit der Sie Ihren Atem ein bisschen besser kennenlernen und erspüren können, wie er sich gerade anfühlt.

Übung: Dem Atem auf der Spur

Sitzen Sie entspannt, also mit dem Po vorn am Stuhlrand, sodass die Oberschenkel frei sind? Gut. Die Füße stehen flach auf dem Boden. Konzentrieren Sie sich nun auf Ihr Becken, auf dem Ihr ganzes Gewicht ruht, die Schultern sind locker, Ihre Hände ruhen auf den Oberschenkeln. Nun legen Sie eine Hand an den Bauch, knapp unterhalb des Nabels. Atmen Sie jetzt tief durch die Nase ein. Und durch den Mund wieder aus – Ihre Lippen formen dabei ein kaum hörbares »Schschsch«, das genauso lange dauert wie Ihr Ausatmen. Warten Sie auf den nächsten Einatem. Er kommt von ganz alleine. Und dann atmen Sie wieder aus. Genau so geht es, das richtige Atmen.

Um wieder das richtige Atmen zu lernen, gibt es heute zahlreiche Atemschulen und -techniken. Bei Tai-Chi, Qigong oder Yoga reguliert sich der Atem nach einigen Übungseinheiten wie von selbst. Man muss aber nicht unbedingt zu einem Atemlehrer gehen, um besser atmen zu lernen. Schon ein paar einfache Übungen wie die auf Seite 154 vorgestellten, die nicht länger als fünf Minuten dauern, helfen, morgens erfrischt und entspannt in den Tag zu starten. Sie sind auch ideal als kleiner Energiekick zwischendurch. Wichtig ist, dass Sie regelmäßig üben. An den ersten Tagen sollte jede Übung fünf bis zehn Atemzüge umfassen, danach können Sie auf 20 Atemzüge erhöhen. Machen Sie die Übungen anfangs im Liegen und immer nur morgens oder morgens und abends. Wenn Sie fertig sind, sollten Sie noch ein paar Minuten nachspüren, bevor Sie (wieder) in den Alltag starten. Wenn Sie etwas Routine haben, können Sie die Übungen auch im Sitzen ausführen und dann einsetzen, wenn Sie zum Beispiel plötzlich die Lust auf einen süßen Snack überfällt. Denn wer sich auf den Atem konzentriert, kann sich entspannen und sich in Ruhe vor Augen führen, warum er jetzt seinen Gelüsten nicht nachgeben möchte.

Lachen ist gesund

Wer lacht, atmet besonders tief. Aber auch aus einem anderen Grund ist Lachen sehr gesund: Die heftige Bewegung des Zwerchfells, zu der das Lachen führt, wirkt wie eine Massage für alle inneren Organe. Und das hat großartige Wirkungen auf das Immunsystem, unsere Schmerzempfindlichkeit sinkt und die Seele wird gestreichelt. Übrigens: Auch Singen trägt dazu bei, richtig zu atmen, weil man dabei automatisch langsamer, länger und tiefer ein- und ausatmet.

Übung: Tiefe Bauchatmung

1. Legen Sie beide Hände über den Nabel auf Ihren Bauch. Der Daumen liegt dabei jeweils auf dem untersten Rippenbogen, die Fingerspitzen der anderen Finger berühren sich. Atmen Sie dreimal in Ihrem normalen Atemrhythmus aus und ein.
2. Schließen Sie die Augen und ziehen Sie die Luft ganz langsam durch die Nase in den Unterbauch ein. Stellen Sie sich dabei vor, wie die Luft langsam von oben nach unten durch den Körper in Ihren Unterbauch strömt. Spüren Sie, wie Ihr Brustkorb nach unten gezogen wird und sich Ihre Bauchdecke dabei leicht nach oben hebt?
Wenn es Ihnen leichter fällt, können Sie beim Ein- und Ausatmen auch zählen, also beispielsweise »1–2« beim Einatmen und »1– 2– 3– 4« beim Ausatmen. Das hilft, sich besser auf das Atmen zu konzentrieren, die Gedanken schweifen nicht so schnell ab und Sie können leichter wahrnehmen, wenn sich nach einiger Zeit der Atemrhythmus von selbst verlängert.
3. Halten Sie die eingeatmete Luft ganz kurz in Ihrem Unterbauch, bis Ihr Gehirn den Befehl zum Ausatmen gibt. Atmen Sie langsam aus. Das Ausatmen sollte immer doppelt so lange dauern wie das Einatmen! Spüren Sie nach, wie Ihre Bauchdecke wieder flach wird.
4. Ist die verbrauchte Luft ausgeatmet, machen Sie eine kurze Pause, bis Ihr Körper von allein wieder einatmen möchte.

Übung: Kleine Verschnaufpause

Wenn Sie dringend eine Verschnaufpause und einen klaren Kopf brauchen, hilft diese Übung.

1. Setzen Sie sich aufrecht hin, wie Sie es bei der Atem-Schnupperübung auf Seite 153 gemacht haben. Ziehen Sie nun den Scheitelpunkt Ihres Kopfes zur Decke. Dabei streckt sich die Halswirbelsäule und das Kinn zeigt nach vorne. Achten Sie aber darauf, es nicht anzuheben. Versuchen Sie sich vorzustellen, dass sich ein Faden in der Mitte Ihres Scheitels befindet, der Sie sanft nach oben zieht.
2. Falten Sie Ihre Hände am Hinterkopf. Dabei zeigen die Ellbogen ein wenig nach außen. Drücken Sie nun die Hände leicht gegen den Hinterkopf, ohne dass eine Bewegung erkennbar ist. Dabei ruhig ein- und ausatmen. Halten Sie die Spannung für ungefähr zehn Sekunden und lösen Sie die Armposition anschließend langsam auf.

Meditation

Das Wort Meditation stammt vom Lateinischen »meditare« ab, was so viel heißt wie »sinnen, in sich gehen, etwas aufmerksam betrachten«. Meditation entstand aller Wahrscheinlichkeit nach im alten Indien und breitete sich von dort über China nach Japan aus. Diese uralte Methode ist hervorragend geeignet, um das Intervallfasten zu ergänzen, da sie dabei hilft, sich zu fokussieren sowie Körper, Geist und Seele zur Ruhe zu bringen.

Besinnung und Ruhe sind die Grundlage, auf der sich etwas Neues aufbauen kann: Entspannung und Gelassenheit, neue Ideen und Gedanken, Selbstbewusstsein und -vertrauen. Meditationsforscher sind mittlerweile überzeugt: Wer regelmäßig seine Aufmerksamkeit auf das Hier und Jetzt bündelt, verändert die Architektur seines Gehirns. Die US-Pionierin der Meditationsforschung, Sara Lazar, stellte fest, dass die Hirngebiete regelmäßig Meditierender, die für Aufmerksamkeit und Sinneswahrnehmungen zuständig sind, deutlich mehr Nervenverbindungen aufweisen als bei nicht meditierenden Vergleichspersonen.

Meditation kann dazu beitragen, die Erfahrung des Fastens zu vertiefen, und dabei helfen, zu sich zu kommen. Gerade für Fastende ist es ideal, den Feierabend mit einer kurzen Meditation einzuläuten, um sich auf den Moment zu konzentrieren und Gedanken des Zweifels (an der eigenen Standhaftigkeit oder dem Sinn des Fastens) oder solche, die ums Essen kreisen, zur Ruhe zu bringen. Geübtere können natürlich auch während des Tages in einem ruhigen Raum ihre Akkus mithilfe einer Meditation aufladen. Allerdings ist Hunger nicht gerade ein Entspannungshelfer. Sollten Sie Hungergefühle plagen, trinken Sie erst einmal ein Glas Wasser oder eine Tasse Tee. Dann klappt‘s auch mit der Meditation besser.

In die Stille kommen

Der erste Schritt auf dem Weg in die innere Ruhe ist, Abstand zu schaffen von allem, was Sie belastet und bedrückt. Wie ein Wanderer nach einer zurückgelegten Wegstrecke sich einen Rastplatz sucht und sein Gepäck ablegt, legen Sie nach der »Wanderung« durch Ihren Tag Ihre Lasten ab und gönnen sich bewusst eine Pause. Suchen Sie dazu ein ruhiges Zimmer auf, in dem Sie nicht gestört werden und wo Sie sich eine Atmosphäre schaffen, in der Sie entspannen können. Um entspannt zu sitzen (im Lotos- oder Schneidersitz) oder zu hocken (im Fersensitz), empfiehlt sich ein Sitzkissen, eine Knierolle oder auch ein Meditationshocker. Wenn Sie mögen, können Sie auch auf einem Stuhl Platz nehmen. Sollten Sie lieber liegend meditieren wollen, legen Sie sich auf eine Decke oder eine Yogamatte und decken sich zu, damit Sie nicht auskühlen. Da das Liegen zum Einschlafen einlädt, Meditation aber ein Zustand ruhevoller Wachheit sein soll, ist eine aufrecht sitzende Haltung jedoch günstiger. Wählen Sie Ihre Sitzhaltung so, dass sie bequem ist und ihr Körper aufrecht und stabil. Verändern Sie ruhig Ihre Haltung während der Meditation, wenn Sie anfangs noch das Bedürfnis dazu haben. Im Laufe der Zeit wird es immer einfacher, ganz still zu sitzen.

Vielleicht kommen Sie schneller zur Ruhe, wenn Sie sich ein Räucherstäbchen anzünden oder eine Kerze aufstellen. Für Anfänger ist es besser, sich einen Wecker zu stellen, um zu lernen, einen bestimmten Zeitabschnitt lang in Ruhe zu verharren. Geübte haben diese Zeitabschnitte verinnerlicht. Für den Anfang sind fünf Minuten völlig ausreichend, später können Sie die Zeit nach Belieben steigern.

Übung: 5-Minuten-Meditation

1. Setzen Sie sich aufrecht hin und legen Sie die Hände auf den Oberschenkeln ab. Lassen Sie die Schultern sinken und atmen Sie ein paarmal bewusst ein und aus, um sich zu entspannen.
2. Nun schließen Sie die Augen oder, wenn Ihnen das unangenehm ist, halten Sie sie ein paar Millimeter geöffnet und richten den Blick vor sich auf den Boden ins Leere. Sie nehmen Ihre Umgebung und etwaige Geräusche noch wahr, Ihre Gedanken kommen und gehen und allmählich lassen Sie sich mit jedem tiefen Ausatmen immer mehr nach innen sinken.
3. Begeben Sie sich auf eine Bewusstseinsreise durch Ihren Körper und lassen Sie mit jedem Ausatmen ein Stück Anspannung abfließen. So können Sie nach und nach Füße und Beine, Becken, Rücken, Bauch, Brustkorb, Schultern, Arme, Hände, Nacken, Kopf und Gesicht entspannen. Richten Sie Ihre Aufmerksamkeit dabei mehr und mehr nach innen.
4. Schlüpfen Sie zunehmend in die Rolle des Zuschauers/der Zuschauerin. Sie nehmen das Außen noch wahr, es wird Ihnen jedoch zunehmend gleichgültiger. Bewegungen, Gedanken nehmen Sie wahr und lassen sie ziehen wie Wolken am Himmel. Schauen Sie ihnen zu, ohne daran hängen zu bleiben. Werden Sie zur Beobachterin, die die Dinge wahrnimmt, aber nicht mit ihnen verschmilzt. Kommen Sie immer mehr in einen Zustand der Gelöstheit und gewinnen Abstand zu den Dingen.
5. Wenn Ihr Wecker anzeigt, dass die Meditationszeit vorbei ist, strecken und räkeln Sie sich genüsslich, öffnen dann die Augen und schauen sich wach im Raum um, bevor Sie aufstehen. Versuchen Sie, das Gefühl von Ruhe und Zentriertheit noch eine Weile in Ihren Alltag mitzunehmen.

Verdauungshilfen

Viele Menschen leiden unter Verdauungsproblemen, weil sie sich falsch ernähren, zu wenig bewegen, nicht ausreichend trinken oder zu wenig Ballaststoffe zu sich nehmen, Medikamente mit womöglich schädlichen Nebenwirkungen schlucken oder zu viel Stress im Alltag haben. Eine Fastenkur kann daher helfen, das Magen-Darm-System wieder in Gang zu bringen und zugleich den Körper zu reinigen. Dies gilt vor allem für längere (Heil-) Fastenkuren mit Wasser oder Brühe. Der reinigende Effekt kann beim Intervallfasten nicht so stark ausfallen, schließlich essen Sie dabei normalerweise an fünf von sieben Tagen ganz normal oder machen täglich nur für mehrere Stunden Essenspause. Vielleicht haben Sie aber trotzdem das Gefühl, dass Ihr Darm etwas träge ist, oder Sie leiden unter Verstopfung. Dann bietet es sich an, der Verdauung am Anfang ein wenig nachzuhelfen. Wobei es bei einer chronischen Verstopfung wichtig wäre, ernsthaft etwas zu verändern, um wieder normalen Stuhlgang zu bekommen.

In der Regel führt die Ernährungsumstellung auf ballaststoffreichere Kost und weniger Süßes sowie die höhere Flüssigkeitszufuhr beim Intervallfasten (mindestens 1,5 Liter reines kohlensäurefreies Wasser hilft, den Darm zu befeuchten und die Verdauung zu verbessern) automatisch zu einem besseren Stuhlgang. Vielleicht nicht sofort, aber ganz sicher mit der Zeit. Wenn Sie nicht so lange warten möchten und auf Abführ-Helferlein setzen wollen, sollten Sie es jedoch nicht übertreiben: Denn Durchfall schwemmt jede Menge Mineralien und Nährstoffe aus dem Körper, die eigentlich besser drinbleiben sollten, und bringt Ihre Darmflora erst recht durcheinander.

Statt sich also in der Apotheke (meist teure) Abführmittel zu kaufen, setzen Sie besser auf altbewährte und schonende Methoden.

Natürliche Hausmittel

Dörrpflaumen: Lassen Sie ungeschwefelte Dörrpflaumen aus dem Bioladen in Wasser über Nacht einweichen. Am nächsten Morgen trinken Sie entweder das Wasser und essen die Pflaumen. Oder Sie entsteinen die Pflaumen und geben sie gemeinsam mit dem Einweichwasser in einen Mixer und trinken einen Pflaumenshake, eventuell mit einem frischen Stück Ingwer, auf leeren Magen. Es ist ziemlich wahrscheinlich, dass Sie am darauffolgenden Morgen die Wirkung spüren. Falls das gewünschte Ergebnis nicht erreicht wird, können Sie die »Dosis« erhöhen, aber in Maßen. Warten Sie immer erst einmal die Wirkung bis zum nächsten Morgen ab.

Trockenfeigen: Sie mögen keine Pflaumen? Dann versuchen Sie es mit anderen Trockenfrüchten, wie etwa ungeschwefelten Feigen. Diese enthalten lösliche und unlösliche Ballaststoffe, die beide den Darm reinigen. Schon fünf Feigen decken mindestens ein Fünftel Ihres täglichen Bedarfs an Ballaststoffen. Die Feigen sollten Sie mit einem Glas Wasser zu sich nehmen. Oder

Sie weichen die Feigen in Wasser ein (schmeckt schön saftig!), essen die Früchte und trinken den Saft.

Leinsamen: Dieser quillt im Verdauungstrakt um ein Vielfaches auf. Dadurch entsteht Druck auf die Darmmuskulatur. Sie wird aktiviert, was dazu beiträgt, Stuhlgang auszulösen. Sie können bis zu dreimal täglich einen Esslöffel unzerkleinerte Leinsamen zum Essen einnehmen. Besonders ins Müsli lässt sich der Verdauungshelfer gut mischen. Wichtig dabei ist: Wenn Sie auf Leinsamen setzen, müssen Sie viel trinken, damit genug Flüssigkeit zum Quellen da ist.

Flohsamenschalen: Für die Schalen des Flohsamens gilt das Gleiche wie für Leinsamen: Sie quellen, mit viel Wasser eingenommen, im Verdauungstrakt auf und helfen so dabei, das Stuhlvolumen zu vergrößern. Außerdem unterstützen sie Bakterien im Darm, die die Verdauung ankurbeln, und helfen so auf sanfte Weise nach. Fangen Sie mit einem Esslöffel an, den Sie in einem Glas lauwarmem Wasser verrühren, und warten die Wirkung ab. Bei Bedarf können Sie die Menge auf bis zu drei Esslöffel täglich steigern. Nicht vergessen, dann auch entsprechend mehr zu trinken.

Rizinusöl: Das wussten schon unsere Großmütter: Ein bis zwei Esslöffel Rizinusöl auf nüchternen Magen wirken Wunder. Wenn Sie mögen, können Sie es mit etwas Saft mischen. Etwa zwei bis vier Stunden später sollte die Verstopfung dann erst einmal ein Ende haben. Angenehmer ist es allerdings, das Rizinusöl in Form von Kapseln einzunehmen. Öl und Kapseln gibt's in Apotheken und Reformhäusern.

Wassermelonen: Sie besitzen ebenfalls abführende Eigenschaften. Allerdings kommt die Wirkung nur zum Tragen, wenn Sie Wassermelone auf leeren Magen zu sich nehmen – und sonst nichts. Die kleinen schwarzen Kerne sind übrigens außerordentlich reich an Mineralien, daher sollten Sie sie langsam zerkauen, anstatt sie wegzuwerfen.

Apfelessig: Morgens vor dem Frühstück ein Getränk aus 0,2 Liter Apfelessig mit Wasser verdünnt und eventuell nach Geschmack mit Honig gesüßt zu sich zu nehmen – auch das kann gegen Verstopfung helfen.

Scharfer Gemüsecocktail: Wenn Sie Gemüsesaft mögen, können Sie sich leicht einen Cocktail gegen Verstopfung selber mixen. Mischen Sie dafür eine Tasse Tomaten-, eine viertel Tasse Karotten- und eine halbe Tasse Sauerkrautsaft. Wer es gerne scharf mag und verträgt, fügt eine Prise Pfeffer oder Chili oder im Entsafter eine ganze Chilischote hinzu. Chili regt nicht nur die Verdauung an, es desinfiziert überdies den Verdauungstrakt und vertreibt Parasiten.

Olivenöl: Ein Teelöffel gutes, naturbelassenes Olivenöl oder auch Leinöl am Morgen ölt die Darmschleimhäute und kurbelt so die Verdauung und Ausscheidung an. Am besten rühren Sie das Öl unter Ihr Müsli, dann liegt es nicht so schwer im Magen.

Konjakpulver: Das aus der asiatischen Konjakwurzel gewonnene Pulver trägt ebenfalls dazu bei, die Darmperistaltik anzuregen, den

Stuhlgang zu erleichtern und die Verdauung zu regulieren. Konjakpulver verringert überdies zu hohe Blutfett- und Blutzuckerwerte, fördert den Aufbau einer gesunden Darmflora und hilft, schneller satt zu werden. Wie bei anderen natürlichen Abführhelfern auch müssen Sie dazu viel trinken.

Darm-Einlauf: Wenn Sie Ihre Verstopfung sofort loswerden wollen, ist ein Darm-Einlauf ratsam. Sie benötigen dafür einen Irrigator aus der Apotheke, etwas Wasser und eine gute halbe Stunde Zeit (siehe Info-Kasten). Der Einlauf versorgt den Darm mit ausreichend Flüssigkeit und aktiviert die Peristaltik, was dafür sorgt, dass der Stuhl rasch ausgeschieden wird.

Einlauf für zu Hause

Einen Einlauf selbst durchzuführen geht ganz einfach. Wenn Sie sich dennoch unsicher fühlen, fragen Sie Ihren Hausarzt oder Heilpraktiker, ob er Ihnen die Handhabung zeigt. Außerdem finden Sie im Internet unter dem Stichwort »Einlauf selber machen« erklärende Videos.

1. Stellen Sie sich zunächst alles bereit, was Sie für den Einlauf brauchen:

» Duschhandtuch
» Irrigator
» Vaseline/Fettcreme.

2. Lesen Sie sich die dem Irrigator beiliegende Gebrauchsanweisung aufmerksam durch. Füllen Sie dann etwa 500 ml körperwarmes Wasser in den Irrigator und hängen ihn ungefähr in Türklinkenhöhe auf. Öffnen Sie den kleinen Hahn und lassen Sie so viel Wasser ablaufen, bis sich keine Luftblasen mehr im Schlauch befinden. Anschließend fetten Sie das Darmrohr des Irrigators und Ihren After mit etwas Creme ein. Legen Sie sich auf die linke Seite und ziehen Sie die Knie leicht an.

3. Führen Sie das Klistierrohr durch eine leichte Drehbewegung vorsichtig zwei bis drei Zentimeter tief in den After ein. Das sollte keinerlei Schmerzen verursachen. Öffnen Sie nun die Flüssigkeitsleitung langsam und lassen Sie das Wasser in den Darm fließen. Falls Sie dabei Schmerzen haben, brechen Sie den Einlauf sofort ab und suchen Ihren Arzt auf.

4. Wenn Sie fertig sind, ziehen Sie das Klistierrohr vorsichtig wieder aus dem After und versuchen Sie, die Flüssigkeit noch ein paar Minuten im Darm zu behalten, bevor Sie auf die Toilette gehen.

Bewegung und Sport: Eigentlich sind wir Menschen darauf konditioniert, uns regelmäßig zu bewegen. Hängen wir nur träge herum, schaden wir auf Dauer auch unserem Darm. Wie gut ihm Bewegung tut, können Sie spüren, wenn Sie Ihren Bauch im Uhrzeigersinn rund um den Nabel mehrmals täglich für jeweils zehn Minuten massieren. Am besten, Sie wechseln dabei zwischen sanften Massagestrichen und kräftigem Durchwalken ab – Ihr Darm wird sich bedanken, indem er deutlich lebendiger wird. Noch besser ist es natürlich, den Darm über den gesamten Körper mitzubewegen. Schon unsere Großeltern wussten, warum sie auf ihren Verdauungsspaziergang nicht verzichten wollten!

Gut schlafen

Gut schlafen ist genauso lebenswichtig wie richtig atmen, gesund essen und trinken und sich regelmäßig bewegen. 90 Prozent unserer Gesundheit sind vom Schlaf abhängig, so der US-amerikanische Schlafpionier William C. Dement. Besonders der Tiefschlaf gilt als äußerst wichtig für das Immunsystem und die Regenerationsprozesse im Körper. Auch das Gehirn sortiert sich im Schlaf und kommt zur Ruhe. Nicht zuletzt sorgt ausreichend Schlaf dafür, dass wir unser Gewicht halten und bei einer gesunden Ernährungsweise sogar abnehmen können. Denn wer genug schläft, lebt im richtigen Stoffwechselrhythmus.

Gesunder Schlaf und Stoffwechsel

Aus physiologischer Sicht stellt Schlaf ein bestimmtes Muster von neurochemischen und elektrischen Prozessen im Gehirn dar. Diese Vorgänge steuern über das Hormon- und das vegetative Nervensystem auch die Stoffwechsel- und Immunprozesse in unserem Körper. Schlafmangel bringt, das fanden US-amerikanische Wissenschaftler im Rahmen einer Studie heraus, unseren Schlaf-wach-Rhythmus aus dem Takt – und somit den Kreislauf aus Nahrungsaufnahme, Energieverbrauch, Stoffwechsel und Hormonhaushalt: Wer wenig schläft, wird demnach eher dick, auch wenn er nicht mehr isst als ein Langschläfer. Schlaffördernde Lebensgewohnheiten können deshalb dazu beitragen, Übergewicht vorzubeugen.

Der Versuch einer Lübecker Forschungsgruppe zeigte, dass selbst bei jungen, gesunden Testpersonen der Stoffwechsel Achterbahn fuhr, sobald sie eine Woche lang pro Nacht nur vier Stunden schlafen durften. Ihr Blutzuckerspiegel war nicht mehr stabil, und die Probanden zeigten eine erhöhte Insulinresistenz. Das bedeutet, dass die Wirksamkeit des Insulins im Muskel nachlässt. Die Aufnahme und Verbrennung von Zucker und Fett werden schlechter. Zudem waren der Blutdruck ebenso wie der Spiegel des Stresshormons Cortisol erhöht.

Die richtige Menge Schlaf

Nun fragen Sie sich wahrscheinlich, wie viel Schlaf Sie brauchen. Aus der Schlafforschung wissen wir, dass eine gesunde Nachtruhe und ein reibungsloser Fettabbau eng miteinander zusammenhängen. Als Richtwert sind sieben bis acht Stunden Schlaf empfehlenswert. Orientieren Sie sich trotzdem an Ihrem persönlichen Schlafbedürfnis und Ihrem Wohlbefinden. Je müder Sie abends beim Zubettgehen sind, desto intensiver fällt Ihr Tiefschlaf aus – bei dem Sie sich am besten erholen. Das Einschlafen gegen 23 Uhr +/– eine Stunde gilt als die beste Zeit, um die Tiefschlafphasen zwischen 23 und 2 Uhr zu nutzen.

Typische Schlafstörer

Leider gibt es zahlreiche Faktoren, die unseren Schlaf stören können. Bei Frauen sind dies vor allem die Schwangerschaft und die Menstruation. Die verschiedenen Phasen der weiblichen Regel wirken sich nicht nur auf den Appetit, sondern auch auf das Schlafmuster aus. Je gestörter der (Tief-)Schlaf, desto stärker ist die Tendenz zu Gewichtsschwankungen bzw. zu einer Gewichtszunahme. Insbesondere in der prämenstruellen Phase wachen manche Frauen nachts öfter auf und träumen häufiger und intensiver. Auch Müdigkeit und Erschöpfung am Tag und ein erhöhtes Schlafbedürfnis sind häufig. Im Allgemeinen treten Schlafprobleme zu Beginn der Menstruation auf und klingen danach wieder ab. Bei manchen Frauen können menstruell bedingte Spannungen und Reizbarkeit aber auch zu länger anhaltenden Schlafstörungen bis hin zu chronischer Schlaflosigkeit führen.

Manche Veränderungen des Schlafes hängen auch mit dem natürlichen Alterungsprozess zusammen. So verkürzen sich beispielsweise im Laufe des Alters bei Männern wie bei Frauen die Tiefschlafphasen, und der Schlaf wird flacher. Gleichzeitig wacht man nachts öfter auf. Besonders in den Wechseljahren treten bei Frauen häufiger Schlafstörungen auf. Die Veränderungen der Geschlechtshormonspiegel wirken sich dabei zum einen direkt auf den Schlaf aus und beeinflussen zudem andere wichtige Botenstoffe, die ihrerseits das Schlafgeschehen beeinflussen.

Auch körperliche Beschwerden wie Arthritis, Sodbrennen, Schmerzen, häufiger Harndrang sowie die Einnahme von Medikamenten können den Schlaf beeinträchtigen.

Erholsamer Schlaf: Das können Sie tun

Schlafstörungen werden mittlerweile nicht mehr als Banalität abgehandelt, die sich eines schönen Tages von selbst erledigt. Denn unbehandelte dauerhafte Schlafprobleme können insbesondere Frauen in ihrer Leistungsfähigkeit so einschränken, dass sie ihr allgemeines Wohlempfinden stören und soziale Beziehungen belasten. In solchen Fällen ist es ratsam, einen Arzt aufzusuchen. Er/sie entscheidet, ob Sie an einen schlafmedizinischen Experten zur genaueren Untersuchung Ihres Schlafes überwiesen werden. In einem schlafmedizinischen Zentrum kann Ihr Schlaf per Monitor überwacht und bewertet werden. Die Aufzeichnungen ermöglichen es dem Arzt, einen für Sie passenden Behandlungsplan aufzustellen.

Zunächst einmal können Sie aber versuchen, sich selbst zu helfen. Möglichkeiten gibt es genug:

Licht tanken: Gehen Sie nach dem Mittagessen hinaus ins Freie. Setzen Sie sich in einen Park oder machen Sie einen Spaziergang! Jetzt herrscht die höchste Lichtintensität des Tages. Unter der Einwirkung von Tageslicht wird Serotonin gebildet, welches in das Einschlafhormon Melatonin umgewandelt und nachts in den Körper abgegeben wird.

Bewegung: Gehen Sie so oft wie möglich zu Fuß oder benutzen das Fahrrad. Verzichten Sie auf Aufzüge und Rolltreppen und steigen Sie Treppen. Jede Art von Bewegung am Tag sorgt dafür, dass Ihr Körper abends auch wirklich umschalten kann auf Entspannung. Auch ein abendlicher Spaziergang zum Abschluss eines hektischen Tages wirkt oft Wunder.

Nicht zu spät essen: Die beste Zeit für das Abendessen ist zwischen 17 und 18 Uhr. So gönnen Sie Ihrem Körper eine extra lange Verdauungspause und es wird mehr Wachstumshormon ausgeschüttet als bei einer späteren Mahlzeit.

Richtig essen und trinken am Abend: Indem Sie abends auf alkoholische oder koffeinhaltige Getränke (Kaffee, grüner oder schwarzer Tee, Cola) verzichten, schlafen Sie nicht nur besser, Sie unterstützen auch die Fettverbrennung in der Nacht. Nahrungsmittel mit viel Vitamin E können ebenfalls zu einem besseren Schlaf verhelfen.

Schlafrituale: Gerade in der Zeit vor und nach dem Abendessen sollten Sie sich eine bewusste Auszeit vom Tagesstress nehmen. Gehen Sie ab einer selbst gesetzten Uhrzeit nicht mehr ans Telefon und schalten Sie am besten auch Fernseher, Handy, iPad oder Laptop aus. Im Gehirn wirken die Bildschirmstrahlen wie ständige Weckrufe. Genießen Sie stattdessen entspannungsfördernde Schlafrituale: ein warmes Bad, einen Becher Schlaftee, entspannende Musik, eine Meditation.

Feste Schlafenszeiten: Gehen Sie möglichst jeden Tag zur selben Zeit schlafen und stehen Sie immer zur selben Zeit auf. Bleiben Sie morgens nicht im Bett liegen, auch wenn Sie aufgrund einer unterbrochenen Nachtruhe noch müde sein sollten. Stehen Sie eher früh auf und halten Sie sich an einen strukturierten Tagesablauf mit festen Mahlzeiten, Terminen für Yoga oder Sport oder anderen Tätigkeiten. Falls Ihnen das guttut, halten Sie regelmäßig einen kurzen Nachmittagsschlaf.

Optimale Schlafbedingungen: Ihr Schlafzimmer sollte der ruhigste Raum der Wohnung/des Hauses sein. Für eine behagliche Nachtruhe sollte Ihr Bett bequem und groß genug sein, die Matratze von guter Qualität und aus natürlichen Materialien. Die Matratze muss den Körper vor allem in den Tiefschlafphasen, während die Muskulatur erschlafft, gut stützen. Lüften Sie Ihr Schlafzimmer vor dem Schlafengehen. Bei offenem Fenster und möglichst kalten Temperaturen zu schlafen galt lange Zeit als gesund, ist aber falsch: Schlafmediziner der Charité Berlin empfehlen eine nächtliche Raumtemperatur zwischen 16 und 23 Grad Celsius. Achten Sie ebenfalls darauf, dass das Schlafzimmer gut abgedunkelt ist, da Lichteinfall von außen beim Durchschlafen stören kann. Bei zu hellen Räumen kann eine Schlafbrille helfen.

Das Abnehm-Plus: mehr Muskeln!

Allein durch Fasten und Abspecken werden wir unsere Fettzellen leider nicht los, sie leeren sich nur und lauern weiter auf Nachschub. Überlisten lassen sie sich nur durch eine stoffwechselgerechte Ernährung, die durch Kraft- und Muskelaufbautraining ergänzt wird. Muskelzellen sind die natürlichen Gegner der Fettzellen und sie lassen sich durch ein entsprechendes Training in jedem Alter aufbauen, auch wenn Sie noch nie zuvor mit Krafttraining zu tun hatten. Werden unsere Muskeln nicht gefordert, schwinden sie – und das schon ab dem 25. Lebensjahr. So erhöht sich auf der einen Seite das Verletzungsrisiko, auf der anderen sinkt der Grundumsatz ab. Denn sogar in Ruhe, also beim Sitzen, Stehen oder Liegen, ist der Energieverbrauch von trainierten Muskeln höher als der von Fettgewebe. Außerdem sorgen mehr Muskeln für eine bessere Haltung, einen strafferen Körper sowie eine fitte und starke Ausstrahlung.

Wer mithilfe des Intervallfastens abnehmen will, sollte deshalb auch am Aufbau seiner Muskeln arbeiten. Dem Stoffwechsel stehen dann mit der Zeit immer mehr und besser ausgebildete Verbrennungsmotoren in den Muskelzellen (Mitochondrien) zur Verfügung. Die sorgen für eine Erhöhung des ständigen Kalorienverbrauchs: Jedes Kilogramm Extra-Muskulatur kann in einem Jahr 1,5 Kilogramm Fettgewebe abbauen. Doch Vorsicht: nicht ständig auf der Waage prüfen, ob sich in Sachen Gewichtsabnahme schon etwas tut. Regelmäßiges Krafttraining übt durch Muskelzug an den Knochen einen Knochenaufbaureiz aus. Diese neu gewonnenen Kraftpakete sehen besser an Ihnen aus, wiegen allerdings schwerer als Fett. Orientieren Sie sich also – wenn Sie regelmäßig trainieren – nicht an Kilos oder Ihrer aktuellen Konfektionsgröße: Machen Sie stattdessen den Hosentest. Sobald die Lieblingsjeans nicht mehr zwackt und sich keine Röllchen mehr über dem Bund bilden, hat sich Ihr Training bezahlt gemacht. Freuen Sie sich bei Ihrem Training über eine langsame, aber stetige Figurstraffung – aber eben in Ihrem Tempo.

Die besten Ergebnisse erzielen

Ein kontrolliertes Bewegungstraining ist ideal. Übertreiben Sie es nicht, fangen Sie langsam an und steigern Sie sich mit der Zeit. Zu Beginn kann es sinnvoll sein, ein Fitnesscenter unter geschulter Anleitung zu besuchen, sich einer Trainingsgruppe anzuschließen oder mit einem Personal Trainer zu arbeiten, der Sie individuell betreut (wenn Sie sich das leisten können). Genauso empfehlenswert ist ein Einführungskurs in eine sportliche Aktivität Ihrer Wahl, die Sie dann auf eigene Faust regelmäßig ausüben (Nordic Walking, Yoga etc.).

Bei Gelenkbeschwerden und stärkerem Übergewicht (BMI über 30) sollten Sie am besten mit gelenkschonenden Sportarten beginnen, wie Aqua-Fitness, Schwimmen, Walken oder Ergometer-Training. Vor allem in solchen Fällen ist es sinnvoll, nicht in Eigenregie auf Kraft zu trainieren, sondern in einem Fitnessstudio oder entsprechenden Kurs bei Ihrem Sportverein unter fachkundiger Anleitung.

Abnehm-Yoga für Einsteiger

Hier finden Sie ein einfaches Yogaprogramm für Einsteiger, mit dem Sie Ihren Stoffwechsel anregen und bei regelmäßigem Training auch Muskulatur aufbauen können. Tragen Sie dazu bequeme Sportsachen, in denen Sie sich gut bewegen können. Verharren Sie in den einzelnen Positionen immer nur so lange, wie es für Sie angenehm ist, egal ob es sich dabei um ein paar Sekunden oder einige Minuten handelt. Sie werden bald feststellen, dass sich Kraft und Gelenkigkeit mit der Zeit steigern lassen und Sie immer länger in der jeweiligen Haltung verweilen können.
Achten Sie während der Übungen darauf, dass Sie möglichst normal weiteratmen. Nacken und Schultern sollten so weit wie möglich entspannt bleiben und es sollte Ihnen während der Übung nichts wehtun. Führen Sie alle Haltungen bewusst und konzentriert aus und kommen Sie nach der jeweiligen Haltung behutsam in die Ausgangsposition zurück.
Das Programm lässt sich aber auch in einer Art Flow ausführen, indem Sie alle Übungen fließend ineinander übergehen lassen und die Abfolge mehrmals hintereinander machen – ganz nach Ihren persönlichen Vorlieben bzw. Ihrem Fitnessgrad entsprechend.

1
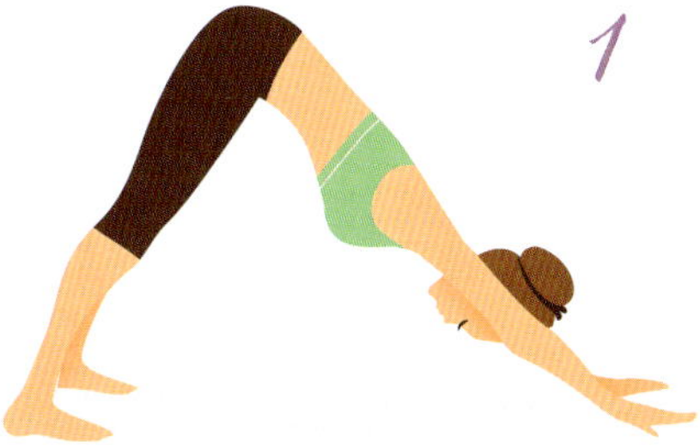

2
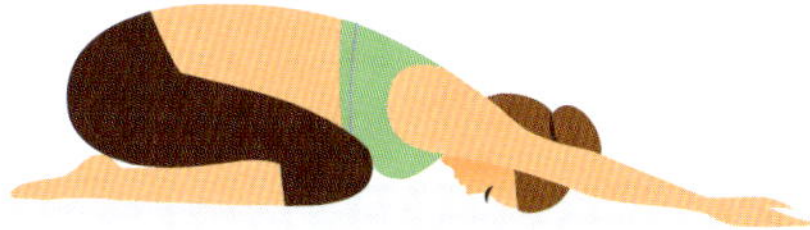

3.a
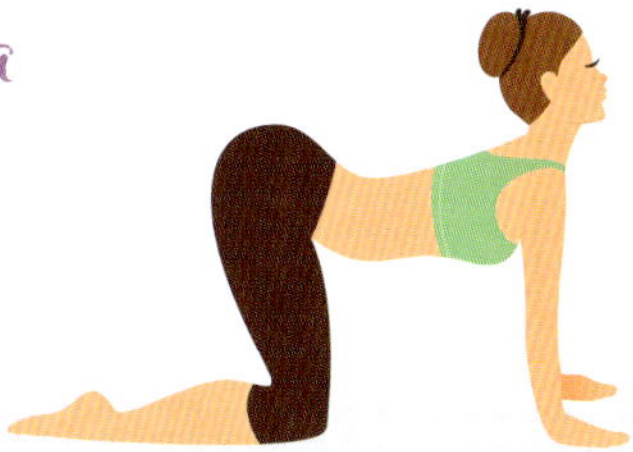

3.b
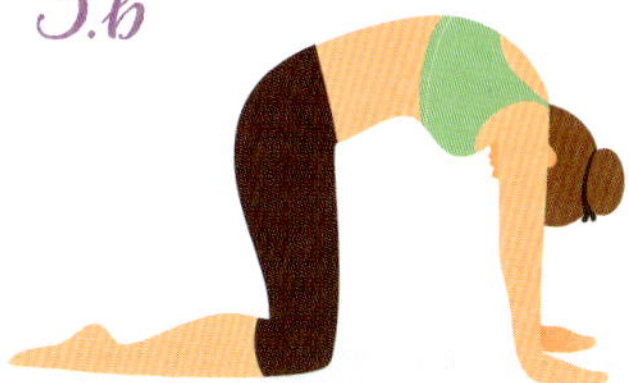

1 Herabschauender Hund

Im Vierfüßlerstand (Hände unter den Schultern, Becken über den Knien) die Knie vom Boden heben, Arme und Beine strecken, dabei das Steißbein Richtung Decke und die Fersen Richtung Boden schieben. Ziehen Sie die Schulterblätter zusammen. Wichtiger als gestreckte Beine ist ein langer, gerader Rücken. Schauen Sie zu Boden.

2 Kindhaltung

Im Vierfüßlerstand legen Sie den Fußspann ab und lassen den Po zu den Fersen sinken. Die Stirn ablegen und die Arme nach vorn ausstrecken oder entspannt entlang des Körpers ablegen. Dann lassen Sie auch die Schultern zur Matte sinken. Um tiefer in den Bauch zu atmen, schieben Sie beide Knie leicht nach außen.

3 Kuh-Katze

Im Vierfüßlerstand kommen Sie mit der Einatmung für die Kuh in ein geführtes Hohlkreuz, schieben das Steißbein hoch und die Schultern zurück. Mit der Ausatmung drücken Sie Hände und Knie in den Boden, rollen Wirbel für Wirbel in einen runden Katzenbuckel und lassen das Kinn zur Brust sinken.

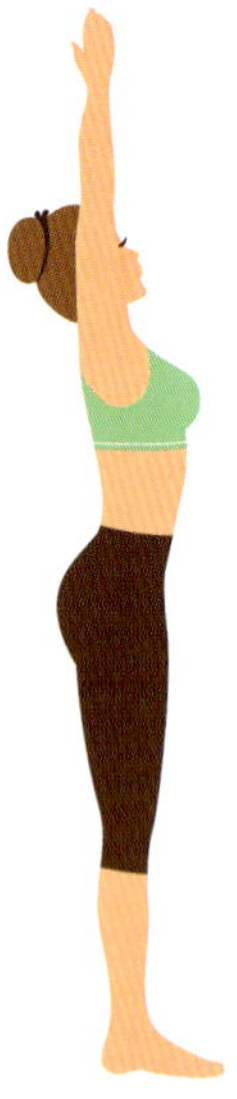

4

5

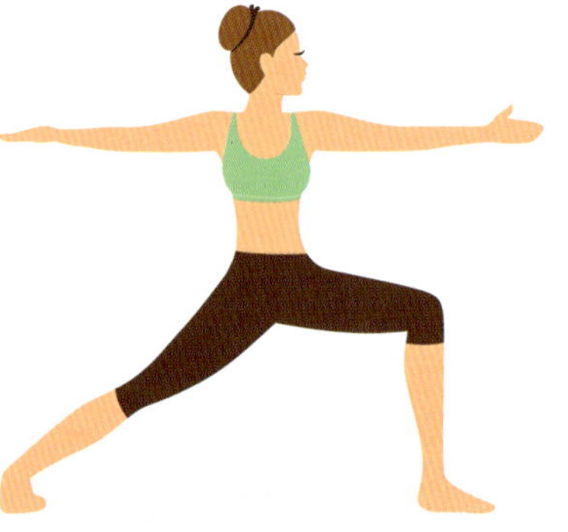

4 Berg

Im hüftbreiten Stand versetzen Sie die Fersen leicht nach außen, sodass die kleinen Zehen und Fersen parallel zum seitlichen Mattenrand stehen. Nun erden Sie die Füße, indem Sie erst die Zehen vom Boden heben und dann gespreizt einen nach dem anderen absetzen. Kippen Sie das Becken nach hinten (Steißbein runter-, Schambein hochschieben) und ziehen Sie die Schultern hoch und zurück. Atmen Sie ein und führen Sie die Hände vor der Brust zusammen. Handflächen aneinander pressen und die Hände über den Kopf heben. Strecken Sie sich, als wollten Sie die Decke berühren, dabei normal weiteratmen. 5–15 Sekunden in der Stellung bleiben. Dann Arme langsam senken.

5 Krieger II

Im Herabschauenden Hund das rechte Bein beugen und zwischen den Händen abstellen. Füße fest in den Boden drücken und den Oberkörper aufrichten. Stellen Sie den hinteren Fuß parallel zum kurzen Mattenrand ganz am Boden ab, das rechte Bein ist gebeugt und das rechte Knie über dem zweiten Zeh ausgerichtet, die Hüfte nach links geöffnet. Die Arme strecken Sie auf Schulterhöhe zu beiden Seite aus (rechter Arm nach vorne, linker Arm nach hinten) und richten Ihren Blick über die rechte Hand nach vorne. Zur anderen Seite wiederholen.

6

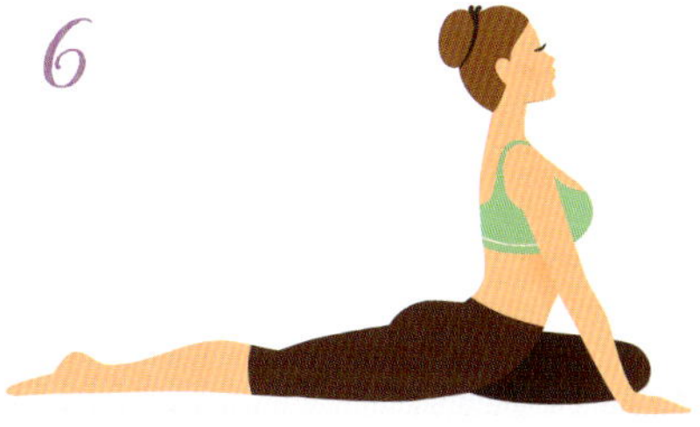

7

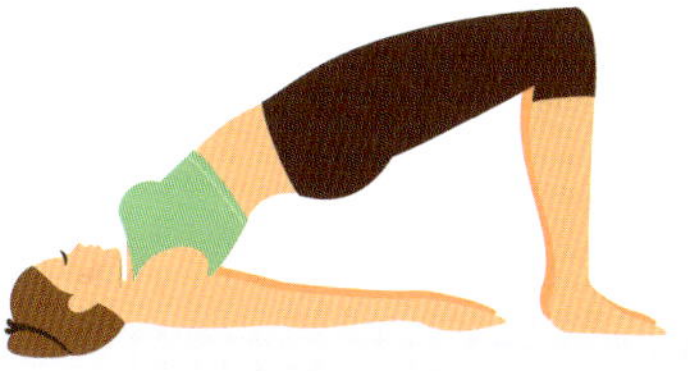

8

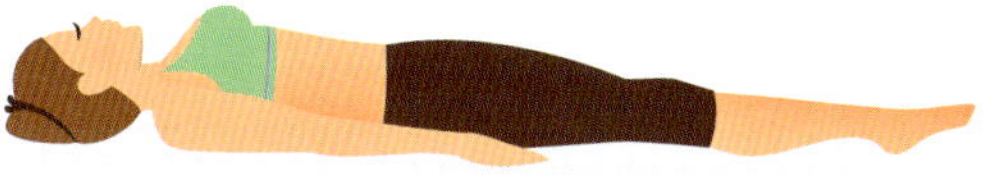

6 Taube

Im Herabschauenden Hund das rechte Bein beugen und das Knie unter dem Oberkörper nach rechts ablegen. Das linke Knie am Boden absetzen, den Fuß umklappen und das Bein lang nach hinten ablegen. Becken sinken lassen, tief in die Dehnung atmen und den Oberkörper langsam nach vorne sinken lassen. Vielleicht können Sie die Unterarme auf der Matte ablegen, vielleicht den Oberkörper auch ganz zum Boden sinken lassen. Zur anderen Seite wiederholen.

7 Schulterbrücke

Legen Sie sich auf den Rücken, stellen Sie die Füße auf und messen Sie den richtigen Abstand, indem Sie die Arme nah am Körper ablegen. Die Mittelfinger sollten die Fersen berühren können. Nun stellen Sie die Ellenbogen auf, ziehen die Schulterblätter zusammen, spannen die Oberschenkel an und schieben das Becken nach oben. Dabei bleibt der Nacken lang (das Kinn zeigt Richtung Brust) und Ihr Kopf rutscht am Boden ein Stück zurück. Die Schultern ziehen Sie weiter zusammen, die Beine stehen aktiv. Die Arme neben dem Körper ablegen oder unter dem Rücken die Hände falten. Wieder lösen, langsam und kontrolliert Wirbel für Wirbel abrollen.

8 Totenhaltung

Legen Sie sich auf den Rücken. Beine ausstrecken und die Füße etwa mattenbreit zu den Seiten fallen lassen. Schultern tief in die Matte drücken, die Arme entspannt neben dem Körper ablegen. Augen schließen und entspannen.

Extra: *Leichter durchhalten*

Gerade für Ungeübte kann beim Intervallfasten die Versuchung, die eine oder andere Ausnahme zu machen, relativ groß sein. So schaffen Sie es, Ihre Ziele wirklich zu erreichen:

Hungergefühle: Lassen sich meistens nicht vermeiden. Wenn sie zu arg werden, sollten Sie viel trinken und sich mit Atemübungen oder Spazierengehen ablenken. Es hilft, wenn Sie sich daran erinnern, dass Ihr Fastentag mit dem Schlafengehen beendet ist und Sie morgen wieder normal essen dürfen. Machen Sie sich auch klar, dass ein Happen gegen den Heißhunger nur wieder die Insulinproduktion ankurbelt und das Hungergefühl sich dann kurze Zeit später stärker als zuvor meldet. Gerade in der Anfangszeit sollten Sie während der Fastenphase den Geruch und den Anblick von Essen möglichst vermeiden, um Hungergefühle nicht zu verstärken.

Essstrategie: Sie sollten an den Esstagen möglichst nur dann Nahrung zu sich nehmen, wenn Sie hungrig sind, und aufhören zu essen, sowie Sie ein angenehmes Sättigungsgefühl spüren. Zur richtigen Essstrategie gehört auch, dass Sie sich vor dem Fastentag abends nicht den Bauch vollschlagen, um Reserven für den nächsten Tag zu bilden. Sagen Sie sich, dass Sie am nächsten Tag auch so durchhalten werden. Wenn Sie das ein paarmal geschafft haben, werden Sie merken, dass das Bedürfnis nachlässt, auf Vorrat zu essen.

Magenbeschwerden: Diese sind (kombiniert mit Blähungen) nach einem Esstag durchaus möglich, vor allem, wenn Sie zu schwer gegessen haben. Dagegen hilft ein Tee mit Anis, Kümmel und Fenchel – plus eine Wärmflasche. Auch ein Esslöffel Heilerde kann den Magen beruhigen.

Motivationsprobleme: Arbeiten Sie mit Belohnungsstrategien: Ist ein Zwischenziel (so und so viele Kilos weniger, straffere Muskeln) erreicht, sollten Sie dies feiern oder sich in irgendeiner Form belohnen, egal ob durch einen Theaterbesuch mit Ihrem/Ihrer Liebsten, ein neues Kleidungsstück oder einen Blumenstrauß.

Fastentagebuch: Auch das hilft, beim Intervallfasten dabeizubleiben. In das Fastentagebuch können Sie alles hineinschreiben, was Sie bewegt: Ihre Pläne, Ihre Ziele, Ihr Gewicht und wie es sich verändert, was Sie gegessen und getrunken und wie Sie darauf reagiert haben. Ob Sie sich bewegt und es geschafft haben, auf Alkohol, Zucker oder Tabak zu verzichten, wie es Ihrem Kreislauf geht – und was Sie alles nicht einkaufen müssen. Vielleicht findet sich darin auch Platz für Ihre Gedanken, Ihre Gefühle, Ihre Stimmung. Egal, was Sie über die besondere Zeit des Fastens in Ihr Tagebuch eintragen: Beim nächsten Fasten können Sie auf diesen Erfahrungsschatz zurückgreifen.

Freizeit: Das Intervallfasten wird Ihnen leichter fallen, wenn Sie Ihre Freizeit bewusst nutzen, egal ob Sie ein Buch lesen, lang vernachlässigte Freunde wieder treffen, mit dem Malen anfangen oder Ihren Küchentisch abschleifen und neu lackieren. Auch das gibt Ihnen die Kraft, die Sie fürs Fasten brauchen.

Rezeptverzeichnis

Bücher zum Weiterlesen

Cavelius, Anna: *Das Fastenbuch. Die besten Fastenkuren für jeden Typ*. Riva 2015

Dies. *Der Diätkompass. Was die Wissenschaft über das Abnehmen weiß*. Riva 2020

Dies. mit Kleine-Gunk, Bernd: *Abnehmen mit Sirtfood*. GU 2017

Dies. mit Pape, Detlef: *Diabetes, Vorsicht Insulinfalle!* GU 2016

Dies. mit Zylla, Amiena: *Yoga für den flachen Bauch*. GU 2019

Dahlke, Rüdiger: *Bewusst fasten. Ein achtsamer Wegweiser zu neuen Erfahrungen*. Königsfurt-Urania 2017

Knaup, Ruth: *Now! Jetzt sorg ich gut für mich: Entschleunigung – Selbstfürsorge – Lebensfreude.* Scorpio 2017

Lange, Elisabeth: *Die 5:2-Diät.* GU 2014

Lützner, Hellmut: *Wie neugeboren durch Fasten*. GU 2019

Ders.: *Richtig essen nach dem Fasten*. GU 2019

Mayer, Heike: *Das seh ich entspannt: Wie Sie Gelassenheit entwickeln*. Scorpio 2016

Michalsen, Andreas: *Mit Ernährung heilen. Besser Essen, einfach fasten, länger leben.* Insel 2019

Ders.: *Heilen mit der Kraft der Natur.* Insel 2018

Milojevic, Laura: *Achtsam essen und genießen.* Scorpio 2016

van Stappen, Anne: *Das kleine Übungsheft: Sei gut zu dir selbst.* Scorpio 2017

Wolf, Adaeze: *Natürlich gut: Entspannt essen, gesund und glücklich leben.* Thorbecke 2020

Quellennachweise

1. Die Werke des Hippokrates: die hippokratische Schriftensammlung in neuer deutscher Übersetzung. Teil 4: Die Diät, Die Träume, Die gesunde Lebensordnung (Kapferer) Hippokrates; Richard Kapferer (Übers.), Hippokrates Verlag, ca. 1940

2. Drinda, S., Kronsteiner, W.: Die Plausibilität der Fastentherapie bei Diabetes mellitus Typ 2. Zeitschrift für Komplementärmedizin 2013; 05(03): 50-54 DOI: 10.1055/s-0033-1347927

3. Wilhelmi de Toledo F, Grundler F, Bergouignan A, Drinda S, Michalsen A: »Safety, health improvement and well-being during a 4 to 21-day fasting period in an observational study including 1422 subjects.« PLOS ONE, 2019, Jan 2; http://journals.plos.org/plosone/article?id=10.1371/journal.pone.0209353

4. Harris L, McGarty A, Hutchison L, Ells L, Hankey C: Short-term intermittent energy restriction interventions for weight management: a systematic review and meta-analysis. Obes Rev. 2017 Oct 4. doi: 10.1111/obr.12593.

5. Sundfør TM, Svendsen M, Tonstad S: Effect of intermittent versus continuous energy restriction on weight loss, maintenance and cardiometabolic risk: A randomized 1-year trial. Nutr Metab Cardiovasc Dis. 2018 Jul;28(7):698–706. doi: 10.1016/j.numecd.2018.03.009. Epub 2018 Mar 29.

6. Trepanowski JF, Kroeger CM, Barnosky A, Klempel MC, Bhutani S, Hoddy KK, Gabel K, Freels S, Rigdon J, Rood J, Ravussin E, Varady KA: Effect of Alternate-Day Fasting on Weight Loss, Weight Maintenance, and Cardioprotection Among Metabolically Healthy Obese Adults: A Randomized Clinical Trial. JAMA Intern Med. 2017 Jul 1;177(7):930–938. doi: 10.1001/jamainternmed.2017.0936.

7. Stekovic S, Hofer SJ, Tripolt N et al.: »Alternate day fasting improves physiological and molecular markers of aging in healthy, non-obese humans.« https://www.cell.com/cell-metabolism/fulltext/S1550-4131(19)30429-2

Bildnachweis

S. 10–11: dimedrol68/AdobeStock; S. 18–19: vetre/AdobeStock; S. 42: Maria Marganingsih/AdobeStock; S. 44–45: Tom Bayer/AdobeStock; S. 61: Rudie/AdobeStock; S. 64–65: natus111/AdobeStock; S. 92–93: Jenifoto/AdobeStock; S. 95: vm2002/AdobeStock; S. 96: ricka_kinamoto/AdobeStock; S. 97: vaaseenaa/AdobeStock; S. 98: irina/AdobeStock; S. 99: annapustynnikova/AdobeStock; S. 100: sriba3/AdobeStock; S. 102: julie208/AdobeStock; S. 103: Martin Rettenberger/AdobeStock; S. 104: shaiith/AdobeStock; S. 105: Yaruniv-Studio/AdobeStock;
S. 107: katrinshine/AdobeStock; S. 108: petrrgoskov/AdobeStock; S.109: petrrgoskov/AdobeStock; S. 110: bbivirys/AdobeStock; S. 113: lilechka75/AdobeStock; S. 114: fahrwasser/AdobeStock; S. 115: nblxer/AdobeStock; S. 117: vm2002/AdobeStock; S. 119: kate_smirnova/AdobeStock; S. 121: aamulya/AdobeStock; S. 123: Jérôme Rommé/AdobeStock; S. 124: Magda/AdobeStock; S. 125: Ezume Images/AdobeStock; S. 127: Colin & Linda McKie/AdobeStock;
S. 129: grinchh/AdobeStock; S. 130: eflstudioart/AdobeStock; S. 133: elena_hramowa/AdobeStock; S. 134: julie208/AdobeStock; S. 136: beats_/AdobeStock; S. 139: zbarovskiy96/AdobeStock; S. 140: www.push2hit.de/ AdobeStock; S. 141: gkrphoto/AdobeStock;
S. 143: juliasudnitskaya/AdobeStock; S. 144: kasia2003/ AdobeStock; S. 145: julie208/AdobeStock; S. 146: Oksana/AdobeStock; S. 147: zefirchik06/AdobeStock; S. 149: Stepanek Photography/AdobeStock; S. 150–151: contrastwerkstatt/AdobeStock; S. 165–167: Anastasia Popova/AdobeStock; S. 169: New Africa/AdobeStock;

Liebe Leserin, lieber Leser,
alle Inhalte in diesem Buch wurden gewissenhaft erstellt und sorgfältig geprüft, die Vorschläge, Übungsanleitungen und Rezepte haben sich in der Praxis bewährt.
Danke, dass Sie in eigener Verantwortung prüfen, inwieweit Sie die Anregungen umsetzen möchten, da sie keinen Ersatz für kompetenten medizinischen Rat bieten. Eine Haftung der Autorin bzw. des Verlages und seiner Beauftragten für Personen-, Sach- oder Vermögensschäden ist ausgeschlossen.

FSC
www.fsc.org
MIX
Papier aus verantwortungsvollen Quellen
FSC® C084279

Umschlaggestaltung: Favoritbuero, München
Umschlagabbildung: Shutterstock/Yume no Yona,
Rudie Strummer, Vectorfair.com
Layout und Satz: Danai Afrati
Lektorat: Désirée Schoen
Druck und Bindung: Print Consult GmbH, München
ISBN 978-3-95803-313-9

Mehr über unsere Bücher:
www.scorpio-verlag.de